AF329908

PRÉCIS HISTORIQUE

ET OBSERVATIONS SUR LES EFFETS

DU

ROB ANTISYPHILITIQUE.

Le docteur Boyveau a annoncé que dans l'origine, par des motifs particuliers, il s'était déterminé à présenter le Rob à la Société de Médecine sous le nom de LAFFECTEUR; mais des pièces authentiques démontrent que depuis 1793 il a repris son nom et a toujours signé depuis BOYVEAU-LAFFECTEUR.

Paris. — Imprimerie de Félix Locquin, rue N.-D.-des-Victoires, 16.

PRECIS HISTORIQUE

ET OBSERVATIONS SUR LES EFFETS

DU

ROB ANTISYPHILITIQUE

DE BOYVEAU-LAFFECTEUR,

DOCTEUR EN MÉDECINE.

POUR SERVIR DE MANUEL

AUX MALADES QUI VEULENT SE TRAITER PAR CE REMÈDE.

NOUVELLE ÉDITION
REVUE ET CORRIGÉE.

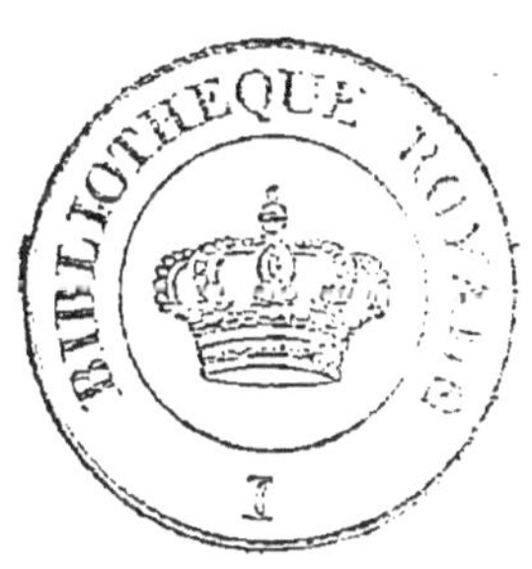

PARIS,

RUE DE VARENNES, 12.

Et chez TRABLIT, Pharmacien,

RUE J.-J.-ROUSSEAU, 21.

1843

PRÉFACE.

—

Fort d'une longue expérience, et riche en observations sur les succès constants que j'ai obtenus dans ma pratique, je viens offrir de nouveau cet Ouvrage à une multitude d'infortunés que j'ai eu le bonheur de guérir, et dont la gratitude sera toujours la plus douce de mes jouissances.

Les observations rapportées ici sont en grande partie extraites d'un ouvrage plus complet que j'ai publié (1). Dans ce travail, en citant des faits nombreux, et en cherchant à éclairer la pratique par l'histoire de la maladie, je prouve que, par la découverte heureuse du Rob antisyphilitique, la médecine peut arrêter la peste vénérienne dans ses

(1) *Traité des Maladies vénériennes anciennes, récentes occultes et dégénérées, et Méthode de leur guérison par le Rob antisyphilitique, avec l'Histoire des différents moyens employés jusqu'ici par les praticiens.* Un volume in-8°. En vente chez Dussillon, éditeur, rue Laffitte, 40, à Paris.

progrès rapides, et réparer ses ravages aussi bien que ceux des remèdes dont l'action consécutive est souvent plus fâcheuse que le mal lui-même.

Les malades n'ont besoin que d'un simple tableau qui classe leurs idées, et qui fixe dans leur entendement les progrès de leur affection avec les tentatives de la médecine, pour arriver à la découverte du remède destiné à la guérir. Dans la première partie de cet Ouvrage, je donne un tableau très rapide de la maladie vénérienne, je m'étends sur l'inefficacité et sur les dangers de toutes les préparations mercurielles que, malgré l'expérience, on regarde comme l'unique spécifique du virus vénérien.

Je consacre la seconde partie à l'histoire du Rob antisyphilitique, et des persécutions qu'il a eu à essuyer à l'époque de sa naissance ; j'expose les mesures prises par un gouvernement éclairé, pour constater de la manière la plus évidente son efficacité et l'heureux avantage avec lequel il a surmonté tous ces obstacles qu'on a dû opposer à sa promulgation. Ces faits sont nécessaires pour rendre aux malades la confiance que tant de calomnies et d'écrits injurieux ont pu leur faire perdre.

Après l'histoire du Rob, je donne un choix d'observations de ses succès, qui peut triompher du pyrrhonisme le plus décidé. Je dis un choix, car je ne pourrais réunir ici toutes celles que m'ont fournies tant d'années de pratique dans le traitement des maladies vénériennes.

Comme il est de la plus haute importance de mettre mes lecteurs à même de juger le Rob anti-syphilitique et toutes les préparations mercurielles que ce premier est destiné à faire oublier, je termine cet écrit en produisant les pièces justificatives les plus propres à éclairer et à convaincre tout homme de bonne foi qui n'a en vue que le soulagement de ses semblables.

Si des praticiens se sont élevés injustement contre le Rob antisyphilitique, d'autres, après avoir étudié avec soin et impartialité ses nombreux succès, le regardent comme un remède très utile, et l'emploient très souvent comme l'unique ressource dans tous les cas désespérés de syphilis. L'approbation des uns me dédommage de l'injustice des autres.

Parmi les suffrages scientifiques accordés au Rob Boyveau Laffecteur, nous citerons l'article du grand Dictionnaire des sciences médicales, en 60 volumes, publiés en 1820.

En relatant ici une partie de cet article, nous rappelons, sans doute une chose flatteuse pour nous; mais nous donnons aussi au public le moyen de s'é-clairer sur une question qui renferme un si haut degré d'intérêt général : pouvons-nous mieux faire que d'invoquer les véritables arbitres sur la matière, c'est à dire les maîtres de l'art.

Rob antisyphilitique de Laffecteur. — La réputation dont jouit ce remède dans presque toutes les parties du monde civilisé, exige qu'on lui consacre ici un article spécial. La puissance du Rob contre les affections syphilitiques les plus graves et les plus alarmantes, a été, depuis plus de cinquante ans, tant de fois constatée, dans tant de lieux divers, qu'il n'est plus permis aujourd'hui de mettre en question si ce remède peut être considéré comme un des moyens les plus utiles que possède l'art de guérir. Peu de médecins ont autant manié ce médicament que l'auteur de cet article : une juste défiance de tout remède secret le fit longtemps hésiter d'en conseiller l'usage ; mais plusieurs succès éclatants, qu'il eut occasion de remarquer, vainquirent sa répugnance, et depuis près de vingt-cinq ans qu'il prescrit le rob à ses malades, il ne l'a jamais vu échouer une seule fois sur plus d'une centaine de sujets.

Laffecteur annonce que son rob guérit les «écrouelles, humeurs froides et tumeurs scrofuleuses, et toutes les maladies chroniques qui ont pour cause un vice vénérien occulte, héréditaire et dégénéré. » Cette proposition n'est vraie que pour ce qui est relatif aux diverses affections syphilitiques: Le rob est impuissant contre les scrofules.

Depuis qu'il n'a plus été permis de douter de l'efficacité de ce remède, un grand nombre de médecins ont avancé que ce n'est qu'une composition mercurielle habilement déguisée: Si l'on en croit au contraire Laffecteur, le rob ne contient aucune parcelle de mercure, ni même aucune substance minérale : et ce n'est qu'une combinaison de plusieurs végétaux, la plupart provenant des contrées équatoriales les plus éloignées de nous : le ton de franchise de son affirmation fait que l'on est tenté de l'en croire sur parole ; et l'expérience semble confirmer son assertion, car ce remède, soumis à l'analyse chimique, ne laisse voir aucune portion mercurielle, et il ne présente, dans son usage, aucun des inconvénients du mercure : on peut l'administrer impunément, alors même que la syphilis se complique avec des maladies qui s'aggravent ordinairement par l'usage de ce minéral. C'est ainsi que l'on voit le scorbut, lorsqu'il accompagne les accidents vénériens, non seulement ne point augmenter dans le traitement fait au moyen du rob, mais disparaître, sous son influence, avec la maladie principale. Ce fait a souvent été constaté dans les hôpitaux de la marine, et l'auteur de cet article en a acquis la preuve chez plusieurs sujets attaqués de scorbut, auxquels il a administré le rob avec un succès égal contre les deux maladies. Toutefois, on n'essaiera point ici de démontrer l'absence du mercure dans la composition du rob antisyphilitique, dont la recette a été inconnue aux médecins. J'avoue, au surplus, que j'attache peu d'importance à la solution de cette question. Qu'importe, en effet, que le rob contienne ou non du mercure, puisqu'il guérit constamment les maladies vénériennes les plus graves, celles même contre lesquelles les préparations mercurielles les plus variées avaient échoué, celles surtout que l'usage des mercuriaux avait le plus exaspérées ? C'est ce qu'attesteront tous les praticiens qui ont conseillé l'usage du remède de Laffecteur ; c'est ce qu'une longue expérience me permet d'affirmer. Je me bornerai, toutefois, à rapporter à l'appui de ces assertions un seul des cas observés dans ma pratique.

M. V.... faisait, depuis plus de dix ans, usage de diverses préparations mercurielles, et spécialement du sublimé corrosif : il avait pris une quantité prodigieuse de ce dernier médicament, et ses maux s'étaient incessamment aggravés. Lorsque je le vis, il avait le gland envahi par un chancre dévorant, il avait sur le tibia des exostoses considérables et très douloureuses ; le voile du palais était rongé, son nez faisait place à un ulcère dégoûtant ; il avait perdu toutes les dents de la mâchoire supérieure ; il s'exhalait de tout son corps, et particulièrement de sa bouche, une odeur d'une telle fétidité, qu'elle infectait son appartement, à tel point que ceux qui le visitaient se trouvaient promptement incommodés en respirant dans l'atmosphère qui l'environnait. Ce malade, dévoré par une fièvre hectique, était tombé dans le dernier degré du marasme. Les médecins l'avaient abandonné, et il attendait à chaque instant, pour le délivrer de ses horribles souffrances, une mort que depuis longtemps il accusait d'arriver trop lentement. J'avais proposé, plusieurs mois auparavant, l'administration du rob antisyphilitique, que mes confrères avaient impitoyablement refusé ; maintenant le malade demandait à essayer de ce remède que j'hésitais de prescrire, craignant qu'il ne fût inutile à cette dernière extrémité ; toutefois, je cédai aux pressantes prières de l'infortuné patient. Dès les premiers jours, on remarqua une amélioration sensible chez le malade ; à la sixième bouteille, c'est à dire au bout de vingt-quatre ou vingt-cinq jours, la fièvre qui le consumait avait entièrement cessé, et tous les accidents disparurent lorsqu'il en eut pris douze. Il recouvra bientôt son ancienne vigueur. On remédia à la chute des dents et à la perforation du voile du palais, par l'application d'un ratelier artificiel et d'un obturateur.

Laffecteur rapporte une multitude d'observations analogues, recueillies depuis une quarantaine d'années, et communiquées par les praticiens les plus distingués et les plus recommandables de la capitale et des grandes villes du royaume. Il emploie son rob, avec succès, contre toutes les affections syphilitiques ; mais en général les médecins n'y ont recours que dans les occasions où la syphilis, rebelle aux préparations mercurielles, s'est exaspérée : le succès de ce remède est alors infaillible, et il agit avec une rapidité qui étonne le praticien et console le malade. Ce remède est peut-être le plus puissant de tous, contre les affections syphilitiques constitutionnelles, si variées et si redoutables.

Il convient de tracer ici, en peu de mots, l'histoire d'un médicament si remarquable. Le rob antisyphilitique fut composé vers 1764 par feu Boyveau, qui avait étudié la pharmacie, et qui, jeune encore, avait servi dans la guerre de sept ans en qualité de pharmacien. L'auteur distribua son remède sous le nom de Laffecteur, qu'il crut devoir substituer au sien, nom qui lui fut concédé par celui à qui il appartenait réellement, moyennant une somme annuelle ; et ce ne fut qu'à l'époque de la révolution, et lorsque la fortune du rob était déjà faite, que Boyveau reprit son nom de famille, auquel il continua d'associer celui de Laffecteur, devenu célèbre dans les fastes de la syphilis.

Boyveau assure que, désespéré du peu de succès qu'il voyait obtenir de l'usage des mercuriaux dans le traitement de la syphilis, il imagina de chercher dans le règne végétal un remède plus sûr, plus innocent, afin de l'opposer à cette redoutable maladie. Ceux des médecins qui ont personnellement connu Laffecteur, ceux qui savent combien il était jeune et peu instruit dans les sciences médicales, à l'époque où il commença à prescrire l'usage de son remède, doutent que celui-ci soit le résultat de ses recherches, et lui contestent l'honneur de l'avoir découvert. Quoi qu'il en soit des circonstances qui rendirent Laffecteur possesseur de la composition du médicament qui nous occupe, il est constant que nul, avant lui, n'avait employé contre la syphilis de moyens analogues à celui dont il se dit l'inventeur ; aucun ouvrage de médecine n'en fait mention, et tous les autres robs connus diffèrent essentiellement du sien, parce que tous contiennent soit du mercure, soit d'autres substances minérales. Cette question ne m'arrêtera pas davantage, attendu qu'au fond elle est de peu d'importance. Je ne m'en suis occupé que parce que les détracteurs de Laffecteur, en lui contestant le mérite de sa découverte, semblent aussi vouloir atténuer celui du remède. Revenons donc à l'histoire de la propagation du rob antisyphilitique. Son auteur, ou tout au moins son propriétaire, après en avoir fait d'heureuses épreuves, se croyant assuré du succès dans tous les cas de syphilis, songea à remplir les formalités propres à faire jouir le public d'un moyen favorable à sa santé, et qui devait aussi conduire celui qui en possédait le secret, à une fortune rapide. En conséquence Boyveau, ou plutôt Laffecteur (car c'est sous ce dernier nom qu'il se fit connaître), se présenta en 1776 à l'intendant de Paris, pour lui demander des commissaires, afin de constater, par des expériences, la propriété antisyphilitique de son médicament. L'épreuve se fit aux casernes de Saint-Denis, sous la direction de feu Poissonnier-Desperrières et de M. Lebreton, chirurgien très distingué de la capitale ; on prit toutes les précautions propres à écarter l'idée de la fraude de la part de Laffecteur : ainsi, les malades habitaient une chambre qui ne s'ouvrait qu'au moyen de trois clefs ; chaque commissaire en avait une, et Laffecteur gardait la troisième. On posa en outre un factionnaire à la porte extérieure, et l'on plaça un surveillant dans l'appartement. Ces précautions, indiquées par Laffecteur lui-même, suffisaient pour l'empêcher de communiquer avec ses malades ; mais il en fallait prendre d'autres qui pussent garantir qu'il ne serait fait aucune addition au remède ; on imagina de l'enfermer dans une armoire à trois clefs, et qui ne pouvait s'ouvrir que de concert avec les commissaires déjà nommés et l'auteur du spécifique. Laffecteur s'abstint de prendre aucune part à la préparation de la tisane et des aliments destinés aux trois malades. Ceux-ci, qui avaient été choisis parmi les plus dangereusement atteints, furent parfaitement guéris, à l'époque fixée d'avance par l'auteur du remède.

Après cette épreuve, on crut devoir en tenter une nouvelle sur un plus grand nombre de sujets, et l'on choisit à Bicêtre douze malades qui se trouvaient dans un état déplorable, et sur lesquels tous les remèdes connus avaient été vainement essayés ; les commissaires chargés de surveiller l'expérience étaient des hommes qui offraient les garanties les plus satisfaisantes, tant sous le rapport du savoir que sous celui d'une probité sans tache : ce furent MM. Borie, Geoffroy, Poissonnier-Desperrières , Darcet, Paulet, Vicq-d'Azyr, Charles Leroy, Andry, Bucquet, Mauduyt et Vernier. Les douze malades, ayant été radicalement guéris, le rapport des commissaires fut unanime en faveur de la bonté du remède. Mais il ne suffisait pas de constater que le rob avait la propriété de guérir la syphilis, il fallait encore prouver qu'il ne contient pas de mercure. Afin d'en obtenir la preuve, les commissaires invitèrent deux des plus célèbres chimistes de la capitale à soumettre le nouveau remède à l'analyse chimique ; leur choix tomba sur Darcet et Bucquet : ils firent leurs expériences séparément, et sans s'être communiqué leur procédé ; les résultats qu'ils obtinrent furent les mêmes, et ni l'un, ni l'autre ne découvrit aucune trace de mercure dans le rob. Cependant leur déclaration, à ce sujet, portait que, bien qu'ils n'y eussent pas trouvé de mercure, ils n'osaient attester qu'il n'y en existât pas. Cette sage réticence fournit, pendant un assez long temps, des armes aux détracteurs de Laffecteur ; mais celui-ci, convaincu de l'efficacité comme de l'innocuité de son remède, n'hésita point d'en communiquer la recette au premier médecin du roi. De Lassone composa le médicament lui-même, et l'ayant administré à plusieurs de ses malades, il en obtint le succès le plus satisfaisant. De Lassone chargea la Société royale de médecine de Paris des expériences convenables, et de diriger, à leur suite, un rapport où seraient relatés les faits remarqués par eux. En effet, cette compagnie désigna sept commissaires dont voici les noms : de Lassone, Macquer, Geoffroy, Lorry, Bucquet, Poultier de la Salle, Montigny et le duc de la Rochefoucault. Cette fois les commissaires se chargèrent de préparer eux-mêmes le remède : Macquer, le plus habile chimiste de cette époque, se procura toutes les substances qui entrent dans sa composition. Douze malades choisis parmi ceux qui offraient le moins d'espérances dans les hôpitaux de la capitale, furent traités par les commissaires de la Société royale de médecine, qui n'employèrent que le rob composé par Macquer; et les malades guérirent tous. Un succès aussi éclatant fut suivi du rapport dont voici les conclusions : « La Société pense, 1° que le rob du sieur Laffecteur, tel qu'il a été préparé, ne contient point de mercure; 2° que le remède et la méthode de Laffecteur peuvent guérir les maladies vénériennes confirmées et désespérées; 3° que cette méthode n'exclut pas les traitements particuliers accessoires , les précautions et les modifications relatives aux circonstances qu'il est impossible de désigner, et qui doivent être laissées à la prudence du médecin ; 4° que ce remède, ne contenant point de mercure, peut devenir utile, surtout dans les cas où l'on aurait quelque inconvénient à craindre de l'usage , soit intérieur, soit extérieur, des préparations mercurielles, tel que serait, par exemple, une complication des virus vérolique et scorbutique, etc. » Dès lors les succès du rob antisyphilitique s'accrurent rapidement. Laffecteur, en 1781, fut chargé de fournir son remède pour le service des hôpitaux de la marine et des vaisseaux de l'état. Les praticiens n'hésitèrent plus à l'administrer dans les cas les plus désespérés; et le succès a constamment justifié leur confiance.

J'ai cru devoir entrer dans tous les détails qui précèdent, afin de mettre le lecteur à portée de juger, par lui-même, du degré de confiance qu'il peut accorder à un remède qui mérite à juste titre d'être considéré comme un puissant antisyphilitique; et surtout comme le plus sûr réparateur des ravages que le mercure détermine dans l'organisme, lorsque cette substance, n'ayant point rempli l'objet du médecin, a été administrée trop abondamment. En rendant cet hommage à l'excellence du rob antisyphilitique, je me trouve heureux de pouvoir venger la mémoire de son auteur outragé de son vivant dans ce Dictionnaire à l'article *bézoar végétal*, par feu mon ami le docteur Chaumeton , qui jugea trop légèrement Laffecteur, et le confondit avec les plus vils charlatans.

Si, comme moi, il eût connu l'excellent Boyveau, il en aurait
eu une opinion bien différente. En effet, Boyveau était rempli
de loyauté et de franchise; il était humain et généreux. L'in-
digent ne réclama jamais en vain son secours. Il n'eut rien de
commun avec les charlatans; il n'en avait ni le ton ni l'ignorance. Il fit un secret de son remède, il est vrai, pour s'en-
richir; mais si cette conduite, autorisée d'ailleurs par l'usage,
lèse en quelque sorte les intérêts généraux de la société, ne
dépend-il pas du gouvernement d'y mettre bon ordre, en rendant public un secret qu'il a toujours le droit d'acquérir,
moyennant une indemnisation suffisante pour récompenser le
propriétaire du noble fruit de ses veilles?

PRÉCIS HISTORIQUE ET OBSERVATIONS

SUR LES EFFETS DU

ROB ANTISYPHILITIQUE.

PREMIÈRE PARTIE.

—

TABLEAU RAPIDE DE LA MALADIE VÉNÉRIENNE

ORIGINE.

Si la maladie vénérienne, ou *Syphilis*, a, comme on le croit, attaqué et vicié le genre humain dans son berceau, l'usage immodéré des femmes sans mœurs, et sujettes à des éruptions de peau, a pu produire, dans ces contrées ardentes où le sang s'embrase facilement, les premiers accidents de ce fleau terrible.

Une observation du docteur Blegny, faite au siècle dernier sur une fille de quatorze ans, qui fut violée en trois jours par six hommes, et qui se trouva infectée d'une maladie vénérienne bien constatée, tandis que les libertins qui en avaient si indignement abusé, restèrent parfaitement sains (1), tendrait à confirmer ce système, puisqu'il s'ensui-

(1) *Art de guérir les maladies vénériennes*, deuxième édition de 1699, p. 16.

vrait que les semences très pures de plusieurs hommes pourraient, par leur mélange, se vicier dans la femme, et dégé-
nérer en maladie vénérienne.

On assure que Christophe Colomb et ses compagnons, dé-
barquant à Saint-Domingue vers l'an 1492, y trouvèrent
presque tous les habitants infectés du mal vénérien. De retour dans leur patrie, ils y fixèrent cette épidémie, qui fut
communiquée aux Maures : ceux-ci, chassés de l'Espagne,
infectèrent les peuples de l'Asie et de l'Afrique. Ce fléau parut parmi les Français pendant le siège de Naples, par Charles VIII, vers l'an 1494, qui le portèrent dans le nord de
l'Europe. Ainsi, dans l'espace d'un demi-siècle, il s'étendit
partout.

CAUSES.

Le vice vénérien peut être héréditaire ou acquis. Il est
non seulement le résultat de la cohabitation avec une personne infectée, mais il peut encore être produit par des baisers ou des attouchements indiscrets. Des sages femmes,
des accoucheurs ayant des excoriations aux doigts en ont été
atteints pour avoir délivré des femmes affectées de cette maladie ; des nourrices l'ont reçu de leurs nourrissons ou le leur
ont communiqué. Des expériences récentes ont démontré un
nouveau mode d'inoculation syphilitique, plus effrayant que
tous ceux connus jusqu'ici. Nous voulons parler de la syphilis qui serait transmise à l'aide du virus vaccin, provenant
d'individus infectés.

Sans qu'on puisse assigner le véritable siège du virus vénérien, on le voit exercer ses ravages sur les yeux, les
oreilles, le nez, la bouche, la gorge, les parties génitales, la
peau, les glandes, les os, enfin sur tous les tissus.

EFFETS.

Ils varient suivant le siège du mal : 1° *Aux yeux.* Il produit des ophthalmies violentes avec écoulement de matière puriforme, qui se terminent souvent par une cécité plus ou moins complète ; d'autres fois il cause seulement une inflammation lente et chronique de la conjonctive ; on l'a vu produire des fistules lacrymales, avec ou sans carie des os.

2° *Aux oreilles.* Ce virus peut causer la surdité accompagnée de douleurs violentes, avec ou sans écoulement de matière par le conduit auditif, des ulcères à ces parties, des caries.

3° *Au nez.* La maladie vénérienne peut se manifester par des ulcères qui entrainent presque toujours une exhalaison infecte, quelquefois la carie des os, accompagnée de la perte plus ou moins totale de l'odorat. Cette maladie est *l'ozène.* Les personnes qui en sont affectées, se désignent vulgairement sous le nom de *punais.* La *punaisie* peut toutefois appartenir à d'autres causes qu'à la syphilis. Cependant les *punais* sont en général presque tous affectée de syphilis chronique : cet état constitue une des plus repoussantes maladies, et les malheureux qui en sont atteints se trouvent condamnés à être de véritables *parias* au milieu de la société.

4° *A la bouche et à la gorge.* Des ulcères, la carie des os palatins et maxillaires, l'érosion du voile du palais, de la luette, des amygdales, peuvent dépendre de la présence du virus vénérien. Il y a souvent changement ou perte de la voix.

5° *Aux parties génitales et à l'anus.* Il est cause d'excoriations, d'ulcères, alors nommés *chancres*, de fistules, de porreaux, de condylômes, d'excroissances.

6° *A la peau*. Il donne naissance à des taches, à des pustules, des dartres, des ulcères.

7° *Aux glandes*. Il produit des engorgements qui portent communément le nom de *bubons*.

8° *Aux os*. On le voit être la cause de périostoses, d'exostoses, de nécroses, de caries.

SYMPTÔMES.

Les uns indiquent une infection récente, les autres montrent que le virus existe depuis longtemps dans la constitution; que les traitements que l'on a employés ne l'ont pas détruit entièrement; souvent même ceux-ci ont produit des accidents plus ou moins fâcheux, qui viennent compliquer les symptômes de la maladie vénérienne, et embarrasser le praticien pour prononcer sur la véritable cause des affections diverses qui peuvent alors se présenter à son observation.

On considère comme symptômes primitifs, ceux qui paraissent peu de temps après que l'individu s'est exposé à l'infection; tels sont ordinairement les ulcères ou chancres suivant le lieu qu'ils occupent, les bubons, les pustules; et comme symptômes consécutifs, ceux qui dépendent d'une infection déjà ancienne; et tels sont des taches, des pustules, certains ulcères à la gorge, au nez, des excroissances, des tuméfactions des articulations, des périostoses, des exostoses; enfin des douleurs dans les membres dont le vrai caractère vénérien, qui leur a mérité le nom d'ostéocopes, est d'être plus insupportables et plus violentes pendant la nuit.

Outre la multitude de formes sous lesquelles le virus

vénérien peut se montrer aux yeux du praticien, il existe des symptômes généraux qui dépendent de son action sur la constitution.

« L'ame s'abandonne à la mélancolie, dit le savant San-
« chez ; on éprouve une douleur sourde aux épaules, au cou,
« sur les reins, au sternum, une légère rougeur aux yeux ;
« des boutons, petits et peu nombreux, défigurent le visage
» et se jettent sur le front. Les femmes ont des coliques plus
« tranchantes à l'approche de leurs règles ; les malades des
« deux sexes ont un teint jaune, plombé ; et quand le mal a
« fait des progrès, ils semblent attaqués de la consomption
« anglaise ; ils se dégoûtent de la vie et désirent en voir le
« terme. »

Il est essentiel de consigner ici la remarque suivante : les symptômes de la syphilis *confirmée*, peuvent, chez les femmes, rester long-temps méconnus ; ce qui, à leur égard, s'explique par la conformation particulière des organes génitaux. Il résulte de là que les malades ignorent complètement leur état maladif, jusqu'au moment où la syphilis se déclare enfin par une sorte d'explosion terrible.

A l'époque où cette édition a paru, les moyens d'investigation pour reconnaître chez les femmes la plupart des symptômes syphilitiques, étaient souvent nuls pour le médecin. Aujourd'hui, l'on sait que dans le plus grand nombre des cas, la constatation de la syphilis chez le sexe, dépend uniquement du mode d'exploration adopté par les chirurgiens modernes. L'application du *spéculum* a toujours lieu instantanément, facilement et sans douleur. Le secret des familles, et les motifs les plus graves obligent de recourir souvent au *spéculum*. Cet instrument absolument inoffensif, admirablement perfectionné par l'habile coutelier Charrière, est employé au cabinet de consultation, d'après l'exigence des cas :

des questions du plus haut intérêt sont journellement résolues ainsi.

MARCHE.

Elle dépend de la constitution du malade ; si le sujet est fort, d'un tempérament sanguin, le virus se développe plus tôt, irrite le tissu fibrillaire, et prend plus facilement le caractère inflammatoire : le contraire arrive aux individus d'un tempérament lymphatique, ou affaiblis soit par l'âge, soit par l'intempérance ; ce virus conduit alors aux maladies d'inertie et de langueur.

Il faut observer ici que la maladie vénérienne a une marche plus lente, plus sourde, chez les femmes, à cause de leurs évacuations périodiques, qui en atténuent en quelque sorte l'activité ; mais elle n'en est que plus dangereuse.

TRAITEMENT.

Comme, surtout à son apparition, la peste vénérienne s'est manifestée avec des symptômes effrayants, il n'est pas étonnant que la médecine déconcertée ait cherché, même parmi les poisons, un remède assez actif pour arrêter ses ravages. Carpi imagina en Italie d'employer le mercure pour combattre le vice vénérien. Ce chirurgien, et ceux qui suivirent son exemple, donnèrent ce métal avec une téméraire audace, soit à l'intérieur, soit à l'extérieur. Ils cherchaient moins alors à conserver les jours du malade, qu'à neutraliser le principe qui les empoisonnait ; pourvu que le patient ne pérît point de la maladie, peu importait à la médecine de ce temps qu'il succombât un jour aux effets funestes du mercure.

Cependant des gens de l'art, qui n'avaient pas toutes les connaissances de Carpi, voyant que les remèdes tirés du règne minéral dissipaient souvent, du moins en apparence, les symptômes de la contagion vénérienne, substituèrent au

mercure des préparations analogues, mais qu'ils soupçon-
naient devoir être moins meurtrières. De là l'emploi de l'or,
de l'antimoine, de l'arsenic même, modifié d'après les principes des pharmacopées ; mais aucun de ces prétendus spécifiques n'a eu de succès constants et déterminés.

Aujourd'hui il est démontré, aux yeux des chimistes éclairés, que tout remède quelconque tiré du règne minéral est
trop actif (1) ou reste sans action, parce qu'on ne peut en
déterminer la quantité nécessaire, et qu'on ignore les effets
qu'il produit sur les divers tempéraments. Si le remède est
trop affaibli, il n'agit pas ; s'il est trop actif, le bien apparent
qu'il opère n'est rien en comparaison du mal qu'il entraîne
après lui.

Il est bien reconnu que les affections nerveuses, les
obstructions des viscères, les ulcères aux poumons, l'af-
faiblissement graduel de l'estomac, et surtout la paralysie
des membres, et la perte des facultés intellectuelles, sont les
suites funestes et presque ordinaires des traitements mercuriels ; qu'ils peuvent donner, pendant quelque temps, les ap-
parences de la santé, en laissant dans la constitution les
germes de la douleur et quelquefois le principe de la mort.

Plus le mal vénérien se montrait rebelle, plus on cherchait
de moyens actifs pour le combattre. Hoffmann, un des
hommes les plus célèbres de l'Allemagne, tenta l'usage intérieur des cantharides ; mais heureusement ce remède terrible a été bientôt abandonné.

Ceux qui avaient échoué en employant successivement des
remèdes tirés des trois règnes de la nature, imaginèrent de
les réunir pour en augmenter l'énergie : de là les mélanges

(1) Il faut excepter les préparations ferrugineuses, qui sont la
base de la plupart des eaux minérales employées avec grand
succès dans quelques maladies.

du sel de vipère avec la racine de contrayerva, ou avec les pilules de Duobus de la pharmacopée d'Edimbourg et beaucoup d'autres. Toutes ces préparations sont maintenant totalement oubliées.

Cependant d'autres, qui s'étaient assurés de la dangereuse activité du mercure et des compositions minérales, mais qui voulaient les masquer aux yeux trop clairvoyants, tentèrent, par des noms nouveaux, de détourner l'opinion générale sur le secret de ces opérations mercurielles. De là cette foule de recettes imaginées par la cupidité pour la disparition momentanée des principaux symptômes de la maladie vénérienne ; recettes dont le temps et l'expérience ont bientôt fait connaître l'inefficacité et le danger, et qui, heureusement pour les malades, ne sont plus employées.

On sait que le mercure est la base des liqueurs de Pressavin, de Weikard, des gouttes blanches du docteur Ward, du chocolat antivénérien, des tisanes de Callac, de Seltz, des pommades de Torrès et de Cirillo, des poudres de Goderneaux, des lavements antivénériens de Royer, de Ferrand, des dragées de Keyser, des pilules de Plummer, de Brugnatelli, de Renou, de Moscati, de Belloste, du sirop de Bellet, et que l'usage de toutes ces préparations n'a qu'un succès incertain pour la guérison de la syphilis ; et peut même être suivi d'accidents plus ou moins fâcheux.

Quelle que soit la forme sous laquelle on administre le mercure, souvent il est infidèle à l'action qu'on en attend, et il est toujours dangereux. On peut se convaincre aisément de cette vérité, en considérant qu'il est impossible de préciser la dose nécessaire et ses effets sur la constitution, soit qu'on le donne en boissons, en lavements, en pilules ; soit qu'on l'applique à l'extérieur sous forme de fumigations, de bains, de frictions.

Les préparations mercurielles à l'intérieur agissent toujours en détériorant les solides et les fluides ; de là naissent, surtout dans les tempéraments cacochymes, la fièvre lente et le marasme. A ces accidents, qui se manifestent sur l'ensemble de la vie, s'en joignent de partiels qui n'affectent que quelques membres ou quelques organes : tantôt une espèce de goutte se fait sentir dans les articulations des genoux ; tantôt le visage montre un honteux sphacèle. Carrère attribue la phthisie à l'usage immodéré de ce minéral : Blegny la surdité. Combien d'aliénations mentales sont le résultat de traitements mercuriels répétés !

Il faut ajouter que, pendant que le mercure agit, les malades éprouvent quelquefois des douleurs si cruelles, qu'ils sont tentés de se donner la mort pour se délivrer de leurs souffrances.

Le mercure administré par l'intermède de la peau, a aussi beaucoup d'inconvénients. Il est en partie absorbé par l'effet du frottement, en partie laissé sur la peau, sur le linge du malade, ainsi que sur la main employée à la friction. Ces proportions diverses ne peuvent être soumises au calcul ; elles dépendent du degré d'atténuation donné au mercure par la préparation, de l'action plus ou moins grande des absorbants chez le malade, ainsi que chez la personne employée à la friction, de l'état de propreté de la peau.

Le praticien qui prescrit le mercure en frictions, agit donc toujours en tâtonnant, puisqu'il ne peut connaître avec précision ni le degré de sensibilité du sujet, ni la quantité du remède qui peut être absorbée. Il est important de ne point provoquer la salivation dans cette méthode, et presque toujours elle arrive ; ce qu'il faut attribuer soit à l'application permanente d'une couche d'onguent mercuriel sur la peau déjà irritée, soit à l'obstacle que ce corps gras et épais oppose à l'action des vaisseaux exhalants, ce qui nécessite le reflux de la matière transpiratoire vers les glandes salivaires.

Heureusement il est peu de praticiens aujourd'hui qui pensent que, d'après l'ancienne méthode, la salivation soit nécessaire pour la guérison. Quoique cet accident soit la suite ordinaire des frictions, il peut cependant arriver dans tous les modes d'administration du mercure, lorsqu'on le donne à haute dose, ou qu'on le continue longtemps, ou enfin que le sujet est très sensible à son action. Cet effet funeste du mercure a dans tous les temps occupé les médecins.

On ne peut récuser sur ce point l'autorité de M. Wan-Swieten, ce protecteur du sublimé. « La salivation, dit cet « auteur, occasionne des érosions à la langue; des hémor-« rhagies résultent des parties internes de la bouche corro-« dées, et qu'on n'arrête quelquefois que par l'application du « fer rouge; la chute des dents les plus saines peut être la « suite de cette salivation qu'on n'a pu maîtriser; et il n'est « pas rare de voir des sujets, à la fleur de l'âge, en perdre « une partie dans le cours du traitement.

« Ajoutons, continue-t-il, que pendant que le mercure « opère ainsi, le malade éprouve des douleurs si cruelles, « qu'il est tenté quelquefois d'appeler la mort pour se délivrer « des tourments qu'il endure (1). »

Il ne faut pas croire que les dangers disparaissent avec les symptômes du mal que le mercure a palliés. Fontanus rapporte l'observation d'une jeune fille, dont le mercure n'avait pas attaqué les glandes salivaires pendant le traitement, qui éprouva, un an après, une salivation opiniâtre, accompagnée d'une dysentérie dont elle mourut (2).

« La salivation et ses suites, dit Vacca Berlinghini, est « seule capable de causer des ravages affreux. Elle commence

(1) *Comment. Aphor. Boerh.*, p. 506.
(2) Fontanus, *Respons. et Curat. medic.*, p. 899.

« par une démangeaison plus ou moins grande aux gencives,
« un léger engorgement aux glandes salivaires ; la rougeur
« et la tuméfection des gencives, l'haleine puante, font des
« progrès, la salivation augmente. A ces premiers accidents
« il en succède d'autres beaucoup plus graves ; la séparation
« de la salive devient si abondante, que le malade est obligé
« d'avoir la bouche béante pour la laisser couler ; les gen-
« cives se détachent, s'ulcèrent ; les dents s'ébranlent, la dou-
« leur est insupportable ; le voile du palais, les parties du
« larynx sont comprises dans l'engorgement ; le passage de
« l'air est gêné, la fièvre survient, et le malade risque de pé-
« rir, etc. »

Cet auteur oublie un des accidents les plus terribles de la
salivation, c'est la bridure ou soudure des mâchoires, causée
par l'adhérence des joues aux gencives, qui réduit le malade
à ne vivre que d'aliments liquides. De tous les effets fâcheux
de la salivation, aucun n'est plus à craindre, peut-être, que
cette bridure qui plonge le malade dans un désespoir con-
tinu.

Le mercure qui s'élève en vapeurs se porte, d'après l'expérience, principalement à la tête et à la poitrine. Comme sous
cet état il est infiniment plus actif, parce qu'il est absorbé
plus facilement par la peau mise dans la disposition la plus
favorable à cet effet, il n'est pas étonnant que, partout où il
ne neutralise pas le virus vénérien, il exerce sur diverses
parties du corps les plus grands ravages. Astruc, Boerhaave,
Hoffmann, Sanchez, ont blâmé ce mode d'administration du
mercure.

Le danger est tel alors, qu'on a vu des malades cacochymes
périr pendant qu'on leur appliquait ainsi le mercure en vapeurs. On cite à ce sujet un peintre de Boulogne et des fem-

mes délicates, que ce traitement conduisit à l'apoplexie (1).
Pour se convaincre des effets du mercure qu'un corps malade
reçoit par les vaisseaux absorbants, il suffit de voir les malheureux ouvriers qui travaillent à l'exploitation des mines
d'où on les tire. Leur teint est décoloré, ils sont sujets au
tremblement des membres et aux convulsions ; presque tous
deviennent impotents, et meurent avant l'âge.

Le sublimé corrosif dissous dans l'eau forme la base des
lavements et des bains mercuriels ; l'action de cette dissolu-
tion âcre sur la muqueuse intestinale est bien plus directe et
plus terrible, à cause de sa sensibilité plus grande.

Quels accidents ne doit-on pas craindre de cette manière
d'administrer le mercure ! Et malgré les nombreux essais que
l'on a faits pour diminuer l'énergie de la solution mercurielle, en lui associant des principes mucilagineux, les résultats ont toujours été plus ou moins fâcheux. L'action de ces
lavements est de produire sur les intestins une inflammation des plus intenses, des ténesmes, des ulcérations, et la
dysentérie qui a presque toujours une terminaison fatale.
Van-Swieten parle de la diarrhée séreuse, qu'il appelle
salivation intestinale, et la regarde comme un signe très fâcheux (2). Depuis longtemps on a reconnu le danger d'appliquer le mercure en forme de bains. Ils ont donc été peu employés, et maintenant sont totalement oubliés.

Si du moins le mercure, administré de la manière la plus
convenable, guérissait toujours radicalement les maux vénériens, on concevrait pourquoi la médecine le préconise par
dessus tous les autres remèdes ; mais il s'en faut bien que le
succès réponde à l'attente du praticien qui l'emploie, et à celle
du malade.

(1) *De Morbo gallico*, cap. IV, et *Prax. Historia Zacuti Lu-
sitani*, lib. II, cap. III.

(2) *Van-Swieten, Boerh. Aph.*, p. 500 et 501.

Bromfeld a vu souvent les symptômes vénériens détruits, en apparence, par l'action du mercure, et reparaître d'une manière effrayante avant la fin de la convalescence (1).

Le célèbre Louis, qui a tant étudié les maladies vénériennes, avouait, avec la franchise du talent, qu'il manquait souvent des guérisons avec les préparations mercurielles ; que les symptômes se multipliaient pendant le traitement au lieu de disparaître, et qu'après les guérisons les mieux constatées, il se présentait dans certains sujets des phénomènes étranges, faits pour dérouter la médecine la plus éclairée (2).

L'assertion de Carrère est encore plus positive : « Le « sublimé, dit cet auteur, est un remède infidèle : il ne pro- « duit que des guérisons insidieuses qui inspirent une fausse « sécurité ; mais bientôt le prestige se détruit ; on voit que « le virus n'est qu'émoussé, qu'il est retenu dans le corps ; « et c'est alors qu'il produit cette foule de maladies chroni- « ques qui, jusqu'au milieu de ce siècle, se sont joués des « vains efforts de la médecine (3). »

Puisqu'il est démontré que le mercure, pris intérieurement ou appliqué à la surface du corps, pallie souvent le mal sans le guérir; que, lors même qu'il combat le virus vénérien, il détériore toujours l'économie animale, c'est parmi les végétaux qu'il faut chercher des remèdes plus analogues à notre nature, et qui n'entrainent pas après eux des ac-

(1) *Observations sur les différentes espèces de solanum,* p. 20.

(2) *Parallèle des différentes méthodes traiter les maladies vénériennes,* p. 10.

(3) *Recherches sur les maladies vénériennes chroniques,* p. 138.

cidents plus graves que la maladie que l'on cherche à détruire.

Vers l'an 1515, peu après la découverte de l'Amérique, Ovidéo, envoyé à Saint-Domingue pour l'exploitation des mines d'or et d'argent, étudia pendant douze ans les mœurs des Indiens et leur histoire naturelle. Il attesta que, de temps immémorial, ils guérissent avec le gaïac la maladie de *las buas* ou syphilis (1). Un autre Espagnol n'avait pas attendu le suffrage d'Ovidéo pour constater l'efficacité du gaïac. Il avait soupçonné que ce pays, qui avait vu naître le mal dont il était affecté depuis longtemps, en portait le remède ; et, dès 1508, il avait fait le voyage de Saint-Domingue : guéri bientôt par les sauvages, il revint en Europe avec l'arbre du gaïac, et s'y fit regarder comme un dieu tutélaire, parce que la santé qu'il avait recouvrée semblait la promettre à d'autres victimes du mal vénérien.

Ce ne fut guère qu'en 1563, qu'on apprit avec exactitude, par le témoignage de deux Français guéris à l'île de Porto-Rico, la méthode américaine de traiter par le gaïac (2). Les femmes indigènes cassaient et fendaient, avec leurs dents, des branches de gaïac, et les faisaient bouillir dans un vaisseau de terre découvert. On faisait boire plusieurs doses de cette infusion, matin et soir, aux malades, et dans les intervalles on les forçait de faire des courses violentes, de s'exercer à l'escrime, ou de travailler à l'exploitation d'une mine d'or qui se trouvait à quelque distance de la colonie ; ils rentraient dans la cabane des sauvages, pleins de sueur, changeaient de vêtements, et prenaient un repas frugal, ne

(1) *Histoire générale des Indes occidentales.*

(2) L'observation est rapportée dans le *Parallèle des differentes méthodes de traiter les maladies vénériennes,* par Louis, p. 28.

buveant que de l'eau de pluie puisée dans une mare. Ce traitement durait cinquante à soixante jours. Avant cette époque,
l'appétit revenait aux malades ; les douleurs nocturnes se
calmaient ; on voyait disparaître jusqu'aux nodosités qui
défiguraient leurs os, et ils se trouvaient parfaitement
guéris.

Sur le bruit de ces cures inespérées, les Espagnols adop-
tèrent le traitement par le gaïac ; ils le transmirent ensuite
aux Siciliens, et par eux à l'Italie et l'Allemagne.

La France, contente des palliatifs apportés au mal par
le mercure, fut la dernière à profiter de ce bienfait du nouveau monde.

Une cure fameuse, faite sur Ulric de Hutten, gentilhomme
allemand, n'avait pas peu contribué à donner de la célébrité
aux vertus du gaïac. Cet infortuné, tourmenté du mal vénérien porté à son dernier période, s'était soumis, onze fois
durant neuf ans, au traitement des frictions mercurielles, et
sa maladie n'était pas même palliée. Il eut recours au gaïac
en adoptant l'ancienne méthode des Caraïbes : et, à l'époque
ordinaire, il se trouva radicalement guéri. L'histoire de cette
cure a été consignée, par le malade lui-même, dans un ouvrage dédié au cardinal de Brandebourg, électeur de Mayen-
ce (1).

Dans la suite, Nicolas Massa, médecin célèbre à Venise,
traita avec succès divers malades désespérés, par la méthode d'Ulric de Hutten, qu'il perfectionna par sa longue
expérience ; et il en fit part au public dans un traité latin

(1) Le Traité a pour titre : *De Morbi gallici curatione per
administrationem ligni guyaci.* J'ai tiré cette anecdote, et
quelques autres sur les sudorifiques, d'une brochure très curieuse
du médecin Dopan, intitulée : *Observations sur l'usage des
végétaux exotiques dans les maladies vénériennes.*

du *mal de Naples*, qu'il dédia à Saint-Charles de Borromée.

La cure surprenante de Hutten, et la réputation de Massa, donnèrent beaucoup de partisans au gaïac, même parmi les médecins asservis à la routine mercurielle. Dans le nombre des transfuges du mercure, on trouva des noms très distingués, tels que Vesale, Fallope, Morgagni et Boerhaave.

Cependant, peu à peu ce remède bienfaisant a de nouveau fait place au traitement cruel par le mercure. Les empiriques trouvaient la cure par le gaïac trop simple et exigeant trop peu de soins. Les gens de l'art donnaient des raisons plus spécieuses : ils remarquaient que le traitement des Caraïbes ne se faisait qu'avec des jeunes arbustes, et qu'on n'apportait en Europe que des arbres vieillis, et presque sans sève ; ils ajoutaient que, même des arbustes transplantés à quinze cents lieues, se trouvant sous un ciel si différent de celui qui leur était naturel, ne pouvaient avoir la même efficacité.

A l'appui de ces raisonnéments venaient quelques faits. On ne pouvait douter que le traitement en Europe ne fût beaucoup plus long qu'en Amérique ; on opposait à deux Français guéris avec quelques livres de gaïac, à Porto-Rico, le gouverneur de Milan, que Massa avoue n'avoir pu guérir qu'avec soixante livres du même remède. Toutes ces discussions étaient publiées, et cependant l'empirique traitait et tuait avec le mercure déguisé sous toutes les formes.

Amatus Lusitanus, Fracastor, Blegny et Rondelet, ont beaucoup recommandé aux praticiens l'usage de la squine, soit, orientale, soit occidentale, dont l'une vient de la Chine, et l'autre du Brésil ou du Pérou. On voit par les écrits du célèbre Vesale que ce nouveau spécifique, vers 1535, époque où on le fit parvenir en Europe, tomba en discrédit à cause de son inefficacité ; mais Charles-Quint l'ayant employé, avec une sorte de succès, dans trois maladies qui le consumaient (la contagion vénérienne, l'atrophie et la goutte), il eut une vogue éphémère.

Les uns faisaient infuser la racine de la squine, comme on l'observe à la Chine, les autres la faisaient prendre en poudre, comme dans la Nouvelle-Espagne ; mais les cures opérées par ce moyen sont bien moins sûres, ou bien moins avérées que celles qu'on doit au gaïac ; et quoiqu'au rapport de Vesale la squine ait la propriété de donner plus d'énergie aux organes de la génération (1), il est à peu près avéré que cette activité n'a point lieu dans la cure des maladies véné-riennes.

La racine de salsepareille, arbrisseau indigène au Mexique, au Brésil, à la Virginie et au Pérou, et que les Espagnols apportèrent, pour la première fois en Europe, en 1565, remplirait un peu mieux que la squine l'attente des gens de l'art dans la guérison du mal vénérien.

Il est certain qu'Amatus, Mercurial et Riolan ont beaucoup vanté la salsepareille : le médecin italien Cestoni et le célèbre J. Hunter, assurent qu'ils ont guéri, avec ce végétal, des malades manqués avec les préparations mercurielles.

Il faut ajouter à ces faits que les nègres de la Côte-d'Or, en Afrique, n'ont pas d'autre remède pour se traiter que la décoction de cette plante qu'ils tiennent des navigateurs de

______

(1) Le texte de cet homme célèbre mérite d'être rapporté : *Observavi Chinæ decoctum bibentes tentigine teneri et quosdam interea, dum decocto illo uterentur, adeo ad Venerem provocatos fuisse, ut, cum alioquin diù à coïtu temperassent, illum quo variis rationibus fugerent, a concubitu tunc non abstinuisse.*

la Hollande; qu'à Florence, du temps de Targioni Tozetti, on était si persuadé de son efficacité qu'à l'hôpital des Incurables, on en consommait annuellement six cent cinquante livres, tandis qu'on faisait à peine entrer six livres de gaïac dans les remèdes destinés aux maladies vénériennes (1).

On a recueilli bien moins de faits concluants sur le sassafras, arbuste de l'Amérique septentrionale, employé de temps immémorial dans la Floride pour la cure de la peste syphilitique.

Cependant on avoue que ce remède convient mieux au malade d'une complexion délicate que le gaïac et la salsepareille : il s'emploie avec avantage dans la cachexie, l'hydropisie et les tumeurs froides qui accompagnent les maux vénériens invétérés.

De tous les végétaux, celui qui a été annoncé avec le plus d'enthousiasme est le lobelia syphilitica, que le naturaliste Kalm, élève du célèbre Van-Linnée, a trouvé dans les forêts de l'Amérique septentrionale.

« Les sauvages du Canada, dit ce voyageur, n'ont aucune connaissance du mercure, et cependant ils guérissent, avec la plus grande facilité, de toutes les maladies vénériennes.

« Quand j'arrivai parmi eux, je vis qu'il était presque impossible de leur arracher leur secret : on leur avait persuadé que si jamais leur remède parvenait à la connaissance des Européens, il perdrait à l'instant toute sa vertu.

« Le colonel William Johnston, qui avait beaucoup d'ascendant sur eux par son humanité et par sa vertu, se chargea, sur mes instances, de tenter cette découverte; et, à force d'éloquence et d'argent, il eut à la fin le bonheur d'y réussir.

(1) *Prima raccolta d'Osservazioni mediche,* p. 137.

« Cette plante merveilleuse est le lobélia, qui croît en abondance dans les plaines humides et dans les marécages.

« Le traitement des Indiens est on ne peut plus simple : ils font bouillir les racines de quatre, ou six, ou plus, de lobélia, suivant la gravité du mal ; et le malade boit, le plus qu'il lui est possible, de cette décoction, en suivant un régime austère, s'abstenant de toute boisson fermentée, et ne vivant que d'herbages : la même infusion sert à déterger les ulcères. Ce traitement dure d'ordinaire quinze jours ; et, au bout de cette époque, le mal disparaît.

« Avec le lobélia et quelques autres végétaux du même genre, on fait, au Canada, des cures étonnantes qu'on n'opèrerait jamais avec le mercure ; et la différence qu'il y a entre les deux traitements, c'est qu'avec celui des sauvages on ne court jamais risque de la vie.

« Il n'y a point d'exemple qu'un Américain, quelque grave que fût sa maladie, soit mort pendant le traitement avec le lobélia ; il n'y en a point qu'un malade traité avec cette méthode, n'ait été guéri (1). »

Tels sont les principaux végétaux qui ont frappé les regards de l'observateur éclairé dans le traitement des maladies vénériennes : il en est une foule d'autres qui, accrédités un moment par les gens de l'art, ont eu une vogue éphémère, et qu'il suffit d'indiquer (2).

(1) *Recueil des Mémoires de l'Académie de Stockholm*, 1750.

(2) Massa et Férrier ont vanté les vertus de l'absinthe ; Zacutus Lusitanus, celle du bois d'ébène ; Haschard, le genêt ; Kramer, la gratiole ; Ferrier, l'amarantha ; Galanga, Minadous, le méchoacan ; Pétronio, le romarin.

Le rapontic a eu pour partisans Forestus, Vesale et Ferrier.

Le sage Blegny a pris un grand nombre de plantes sous sa protection, telles que la bistorte, la scabieuse, la scorsonère, la gentiane bleue, la bourrache, la buglose, la chamædris, le

Cependant comme, indépendamment de toute théorie, j'ai eu en vue la vérité et le soulagement des malades, je ne dois pas dissimuler que, dans l'énumération de ces végétaux secondaires, il en est quelques uns qui, seuls, ont quelquefois, dans les mains des gens de l'art expérimentés, guéri radicalement des maladies vénériennes.

Le docteur Shaw atteste que le coris de Montpellier, dont on fait un grand usage en Barbarie, suffit souvent pour rendre au repos et à la santé les malades manqués par les remèdes ordinaires (1).

L'hippoglossum valentinum, connu du peuple sous le nom d'*herbe terrible*, détruit seul, au rapport de l'Ecluse, les pustules vénériennes : c'est un fait très connu des médecins souchet, la fraxinelle, le chardon bénit, l'angélique, le chiendent, l'impératoire, la contrayerva, le dictame, le polypode et le cerfeuil.

Ferrier, que j'ai déjà cité, donne la préférence à la germandrée, au frêne, au pin, au cassia-lignea, à la cattaire, au cèdre, au cyprès et à la centaurée.

Le chêne est le végétal favori de Johnston et le gui de chêne celui de Césalpin.

Plater veut qu'on guérisse les malades avec le bois de Rhodes, l'acorus, le bois d'aloès, la sabine, le cyclamen ou pain de pourceau, l'antirinum, l'asarina et la petasite.

Je trouve dans Forestus l'éloge raisonné du cabaret, de l'hypolapatum, du térébinthe, du costus, de l'iris, de l'asphodèle et du sureau.

Kramer a vanté l'ortie ; Dias-de-Islas, le figuier d'Inde ; Colle, le houblon ; Sinapius, la pimprenelle sauvage ; Quincy, le camphre ; Petronio, le pin sauvage ; Vesale, la tormentille ; Zapata, la saponaire ; Burman, l'oxis indica ; Guldenklée, le jalap ; Rondelet, le buis ; Sylvius, Delboë, la coloquinte ; Paschal, l'huile d'olive ; et Massa, celle du sapin.

(1) *Travels of observat. of Barbari.*, édit. angl. de 1738.

dans les provinces espagnoles d'Andalousie et du royaume de Grenade (1).

Les racines de l'oxis indien et notre ortie, prises en décoction, agissent, dans certains cas, et sur certains tempéraments, avec la même efficacité (2).

Les Tartares prétendent, suivant Sinapius, guérir avec l'acorus des maux vénériens rebelles; et la rave a quelquefois la même vertu, à en croire l'illustre Boerhaave (3).

L'aster, soit à feuilles larges, soit à feuilles étroites, a obtenu de grands succès entre les mains de Weinmann, ainsi que le figuier d'Inde dans celles de Diaz-de-Islas, et le bois de genévrier, que le célèbre Astruc excepte de la proscription qu'il a prononcée contre tous les végétaux qu'on a voulu substituer au gaïac (4).

Fallope et Zacutus Lusitanus ont trouvé les mêmes propriétés dans le liseron épineux dont on met la racine en infusion (5).

Plusieurs écrivains connus, et entre autres Zapata, Sennert, regardent la saponaire comme un vrai antivénérien, et Carrère propose d'en faire usage dans le traitement des maladies vénériennes chroniques, sur lesquelles il nous a donné un excellent ouvrage (6).

(1) *Rar. aliq. stirp. per Hispanos Observator. histor.*, édit. d'Anvers de 1576, in-8°, lib. I, cap. xxxxi.

(2) Burman, *Thesaur. Zeylan*, et Cramer, *Commer. litter.*;

(3) Ouvrage ci-devant cité, p. 341.

(4) *Philanto Zoiconog.*, t. VI, p. 96; *Tract. contra las buas*, cap. x, et *De Morbis veneris*, lib. IX, t. I, p. 146.

(5) *De Morbo gallico*, cap. LXIII, et *Praxis histor.*, t. III, p. 270.

(6) *Secreti di medic.*, cap. IX; Zapata, *Pract.*, lib. VI, part. IV, cap. v; Sennert, *Recherches sur les maladies vénériennes*.

La décoction du bois, des tiges et des feuilles du buis, a eu aussi ses partisans : on sait que la modicité de son prix a fait quelquefois appeler ce bois le sudorifique des pauvres. Il est certain que plusieurs gens de l'art l'ont substitué, avec succès, au gaïac. Amatus Lusitanus atteste en particulier avoir guéri, par ce moyen, un jeune homme dont les symptômes vénériens avaient résisté cinq fois aux frictions mercurielles (1).

Les vertus de la bardane ont été reconnues par Baglivi, et surtout par le grand Boerhaave. On prétend que c'est à ce sudorifique que Henri III dut sa guérison (2).

Carrière, dans son *Traité de la Douce Amère*, ou *de la Vigne de Judée;* et Storck, dans ses observations jointes à la traduction allemande de cet ouvrage, prescrivent cette plante pour certaines gonorrhées : il est vrai que ces hommes sages, moins enthousiastes que les apôtres du gaïac et de la salsepareille, doutent qu'elle guérisse seule les maladies syphilitiques quand elles sont rebelles; mais ils la regardent, avec raison, comme un puissant auxiliaire des antivénériens. Un seul homme a vanté singulièrement le putier ou le cerisier à grappes; c'est le Suédois Biærnlund qui a inséré le récit de quelques cures en ce genre dans les Mémoires de l'Académie de Stockholm de 1785 : il en faut peut-être dire autant de l'astragale de Quarin, dont cet observateur a appris, en Hongrie, les succès contre la peste vénérienne (3).

Storck se fonda sur quatre observations majeures, pour décider qu'il est souvent avantageux de substituer l'aconit au mercure, dans le traitement des maladies vénériennes :

(1) Boerh., *loco citato,* p. 341 et 342; Amat. Lusitan, *Observ. medic.,* p. 268.

(2) *Curat. medic. centur.,* 2, 3, 7.

(3) *Animadvers. praticœ in divers. morb.,* cap. XVI, p. 320.

la plus importante regarde une femme de quarante ans, infectée depuis huit ans, et couverte d'ulcères.

Toutes les méthodes connues ayant échoué, Storck lui administra l'extrait d'aconit ; bientôt les douleurs se calmèrent, le sommeil revint, les ulcères se cicatrisèrent, et au bout de soixante jours la cure fut radicale (1).

La ciguë a trouvé encore plus de défenseurs que l'aconit : on compte, outre Storck que je viens de citer, le docteur Collin, et le célèbre Van-Swieten (2).

Plusieurs empiriques ont annoncé avec confiance que l'opium était le plus puissant des antivénériens : on a fait, pour constater le succès, diverses expériences, en 1789, dans les hôpitaux militaires de Lille et de Londres ; mais l'attente générale a été trompée ; on a vu qu'il n'agissait que comme narcotique, et que même, dans certains sujets, ce moyen aggravait les ulcères, et leur faisait prendre un caractère scorbutique : ce remède si vanté est tombé dans l'oubli.

Quelques remèdes composés, dont les végétaux font la base, ont été accueillis favorablement, et employés avec succès par des praticiens éclairés. Tels sont *le remède de Cuisinier*, qui a eu des effets salutaires entre les mains du docteur Leroy, et beaucoup d'autres (3);

La tisane portugaise, dont les succès avérés au Brésil ont été reconnus par le célèbre Sanchez, et par le docteur Swédiaur (4) : elle est encore très employée en Angleterre.

L'eau stibiée, plus connue sous le nom de décoction de

(1) *Libell. quo continet. experient.*, p. 117 et 125.

(2) Storck, *libel. secund. de cicutâ*, p. 169 ; Collin, *nosocom civic. an. tert.*, p. 31 ; et Van-Swieten, *loco citato*, t. V, p. 535.

(3) *Histoire de la Société royale de médecine*, année 1777.

(4) *Traité des Maladies syphilitiques*, p. 311.

Pomponace, dont le savant Morgagni faisait beaucoup de cas ;

La tisane dépurative de Vigarous, avec laquelle cet habile chirurgien réparait les maux produits par le mercure ;

Le sirop de saint Ambroise, qui a fait la réputation de Rondelet ;

La tisane caraïbe, qui n'est qu'un mélange incohérent de purgatifs très âcres avec des sudorifiques, ne peut être mise au nombre de ces remèdes. Son usage entraîne trop d'accidents, et les commissaires chargés de constater sa composition et ses effets l'ont rejetée (1).

De l'examen comparatif des résultats des préparations mercurielles, et des remèdes tirés du règne végétal contre les maladies vénériennes, il faut conclure que la méthode mercurielle est toujours dangereuse, et peu sûre dans ses effets pour la guérison radicale ; que la méthode par les végétaux offre toutes les chances possibles de succès pour la guérison, sans crainte d'aucune suite fâcheuse. Il faut convenir aussi que cette dernière exige plus de temps , plus de soins et de précautions.

C'est donc l'avantage réel des végétaux sur les préparations mercurielles dans le traitement des maladies vénériennes qui a donné au Rob antisyphilitique sa grande réputation, et qui l'a fait employer dans tous les pays.

(1) *Effets de la tisane caraïbe,* 1779.

DEUXIÈME PARTIE.

—

CHOIX D'OBSERVATIONS DE CURES EXTRAORDINAIRES
OPÉRÉES PAR LE ROB ANTISYPHILITIQUE.

Pour mettre un certain ordre dans l'exposé de ces observations intéressantes, je commence par rapporter celles qui m'ont été communiquées par les médecins et les chirurgiens de la capitale et des départements ; je donne ensuite quelques unes de celles qui m'ont paru les plus curieuses dans ma pratique. Plusieurs de ces dernières guérisons ont été opérées publiquement dans les hospices, ou sous les yeux des hommes les plus distingués par leurs connaissances et leur rang.

Je prie MM. les médecins et chirurgiens, dont le peu d'espace qui me reste à remplir pour terminer cette brochure m'oblige à circonscrire leurs procès-verbaux et leurs observations, de ne point me savoir mauvais gré de mes simples analyses.

Observation de MM. Duret, Aufroy et Lebreton, chirurgiens.

Une simple gonorrhée et un chancre, traités plusieurs fois infructueusement par toutes les méthodes mercurielles connues, avaient tellement vicié la masse du sang d'un malade, qu'à la longue, malgré trois traitements, il lui était venu au visage sept ulcères de la plus mauvaise nature ; qu'il avait sur son corps plusieurs dépôts pleins de pus, de la grosseur d'une noisette, et que la violence du virus avait carié la majeure partie des os du nez, de la face, et emporté la voûte palatine. Ces symptômes effrayants firent juger la maladie incurable. Elle a été guérie par le Rob en cinquante-six jours.

Observation de M. Rossignol, docteur en médecine, à Grasse, département du Var.

Un malade, manqué deux fois par le mercure, avait pour principaux symptômes consécutifs un abcès fistuleux à la voûte du palais, qu'il fallait ouvrir de temps en temps avec le bistouri, un ulcère au fond du gosier, des pustules sur toute la surface du corps, un sarcocèle et une exostose à la malléole interne droite. En moins de deux mois de traitement par le Rob, tous ces accidents disparurent, et le sujet jouit d'une santé parfaite.

Observations de M. Génouville, ancien chirurgien de première classe des hôpitaux militaires.

Première. — Madame Mel***, du département de la Meurthe, affectée de douleurs lancinantes au bras gauche, au côté droit et dans d'autres parties du corps, avait été opérée, à Nanci, d'une tumeur à la partie supérieure du front, par M. Valantin, chirurgien ; il fit disparaître en même temps une carie qui s'y était formée. Arrivée à Paris, plus tourmentée et plus malade que jamais, elle fut présentée à M. Génouville. Il lui reconnut une exostose à la partie inférieure de l'humérus gauche, et une fracture à la septième côte vertébro-sternale ; il fit disparaître en cinq semaines le dernier accident avec un emplâtre de Vigo et un bandage de nature à contenir la fracture.

L'exostose et les douleurs qui l'accompagnaient furent rebelles ; on essaya, d'après les anciennes méthodes, de faire prendre à la malade des pilules dans lesquelles il entrait du mercure doux ; ce traitement ne servit qu'à faire paraître une nouvelle exostose à la partie supérieure du sternum, et surtout une tumeur sur le sourcil gauche, qui, accrue en peu de temps jusqu'à la grosseur d'un œuf, comprima le globe de l'œil et menaça de détruire l'organe. Alors M. de Génouville se détermina à faire usage du Rob antisyphilitique : l'effet surpassa ses espérances ; en quinze jours, le sommeil fut parfaitement rétabli. Six bouteilles du Rob réduisirent à la grosseur d'une noisette la tumeur qu'il s'était proposé d'extirper, parce qu'elle semblait résister au nouveau traitement. La malade en prit trois autres ; alors les deux exostoses, la tumeur de l'œil, ainsi que les douleurs ostéocopes, disparurent.

Deuxième. — M. Génouville, étant professeur d'anatomie et de chirurgie à Grenoble, on lui présenta une malade de Pierre-Latte, affectée de deux ulcères rongeurs au visage, dont l'un avait dévoré la joue, carié l'os de la pommette, et l'autre l'arcade surcilière du coronal. Les traitements mercuriels auxquels on l'avait assujettie depuis deux ans n'avaient fait qu'irriter ses maux : il lui fit prendre huit bouteilles du rob antisyphilitique ; elles rétablirent le sommeil et détergèrent les ulcères : quatre autres achevèrent la guérison, qui fut si complète et si solide, qu'au bout de dix ans, ayant revu la malade, elle parut avoir recouvré toute son ancienne vigueur. Il est à observer que son mari et ses enfants n'ont jamais été malades.

Troisième. — Mme***, demeurant à Paris, rue Guénégaud, avait deux ulcères vénériens, dont l'un avait produit une carie au grand angle de l'œil, l'autre avait rongé la voûte palatine, et détruit une grande partie du voile du palais. Consulté par cette infortunée, M. Génouville lui fit prendre le rob antisyphilitique, dont sept bouteilles opérèrent la guérison ; il ne lui reste d'autre incommodité qu'un nasillonnement et une déglutition difficile.

Quatrième. — Mme***, résidant à Paris, avait à la tête plusieurs ulcères avec carie à la partie supérieure du coronal, qu'accompagnaient des douleurs ostéocopes, et une insomnie continuelle ; des remèdes analogues à sa maladie lui furent administrés, qui ne firent que la pallier ; deux ans s'écoulèrent : voyant son état empirer, M. Génouville lui fit prendre, de concert avec M. Boyveau, huit bouteilles de rob, qui opérèrent une guérison complète.

Cinquième. — M. ***, demeurant rue de la Chaise, fut atteint il y a six ans d'un bouton dartreux au grand angle de l'œil ; il fut traité par les amers et les purgatifs qui dissipèrent cette maladie, au moins en apparence : l'année suivante, la maladie reparut avec plus d'intensité, le même traitement fut recommencé ; mais ayant été interrompu, le mal fit des progrès. Au bout de trois ans, le malade avait un ulcère profond au grand angle de l'œil droit : cet ulcère avait quelques caractères cancéreux ; M. Génouville appliqua la poudre escharotique du frère Côme, fit prendre intérieurement les amers et les purgatifs drastiques ; l'ulcère se détergea après la chute de l'eschare ; il fut pansé méthodiquement, et devint tel qu'on put prévoir le moment où la cicatrice serait complète. Quelque temps après, le malade fit une chute de dessus son siège ; il survint des boutons autour de la cicatrice qui s'ouvrit, et l'ulcère s'étendit plus loin qu'il n'avait fait encore ; il se forma quelques eschares qui, en tombant, laissèrent plusieurs os à découvert : ces parties d'os s'exfolièrent successivement, au point que toute la paroi interne de l'orbite fut détruite, depuis les apophyses montantes de l'os maxillaire jusqu'à l'os *unguis*, l'os *planum*, et une partie des grandes ailes du sphénoïde. La carie faisait tous les jours des progrès ; des douleurs au dessus de l'orbite tourmentaient cruellement le malade : ayant été questionné sur sa vie passée, il a toujours répondu n'avoir jamais eu aucun symptôme de maladie vénérienne (1) ; malgré cela, M. Génouville l'engagea à prendre le rob ; à mesure que le malade usait de ce moyen, les douleurs se dissipaient, la plaie se détergeait, et il se faisait de temps en temps des exfoliations qui laissaient à découvert un fond grenu et vermeil.

Il en prit douze bouteilles ; la cicatrice s'est faite en partie sur les os ; mais comme ceux-ci ne prêtent pas ; il reste un grand vide qui laisse à découvert la cloison des fosses nasales en dedans, et le côté interne du globe de l'œil en dehors ; celui-ci est détaché de la paroi interne par l'exfoliation de la portion du coronal qui donne attache à la poulie du muscle grand oblique, et il est porté en dehors par l'action du muscle abducteur.

Cet homme, qui se porte bien, est obligé de couvrir cette partie pour empêcher le contact de l'air et cacher sa difformité. Il continue son état de loueur de carrosses.

Sixième. — M. D..., marchand de vin, âgé de trente-cinq ans, père de quatre enfants bien sains, ainsi que la mère, fut attaqué de douleurs de tête qui devinrent continuelles après avoir été périodiques ; il a souffert pendant dix-huit mois des tourments inouïs, et a employé inutilement tous les remèdes connus.

M. Génouville, en examinant la tête du malade, distingua parfaitement la désunion et l'écartement des os du crâne ;

___

(1) Sa femme jouit d'une parfaite santé, quoique âgée.

Toutes les sutures s'étant disjointes, laissaient entre leurs dentelures un espace de six lignes. Dix bouteill· s de rob délivrèrent le malade de toutes ses douleurs après deux mois de traitement.

Les forces, le sommeil, l'appétit et l'embonpoint revinrent ; seulement la réunion des os fut plus de deux ans à s'opérer. Ce particulier, depuis son traitement, jouit d'une parfaite santé. Il s'est fait un vrai plaisir de raconter lui-même sa guérison à toutes les personnes qui ont désiré s'en convaincre.

Septième. — M. S. N. avait. été affecté de plusieurs symptômes vénériens, dont on l'avait guéri en apparence ; mais, au bout de quelques années, il lui survint une exostose au coronal, une autre aux os propres du nez, avec une tache rouge et élevée sur l'aile du nez, de la largeur d'environ une pièce de vingt-quatre sous ; cette tache semblait être formée de l'agrégation de plusieurs petits grains rouges, ressemblant à ceux de la framboise, et remplis d'une sérosité rougeâtre.

Le rob fut conseillé, il en prit sept bouteilles ; le premier effet de ce moyen fut de faire renaître un écoulement gonorrhéique ; ce qui fut regardé comme d'un bon augure : les autres symptômes furent entièrement dissipés, et le malade jouit d'une bonne santé.

Tous les malades qui font les sujets de ces observations existent, et les faits cités peuvent être constatés.

Remarques sur les observations de M. Génouville.

Il est difficile, d'après ces observations, d'avoir quelque doute sur le principe virulent des maux que le rob guérit si bien ; cependant aucune de ces femmes n'en avait les symptômes aux parties génitales, du moins pendant le traitement, et deux d'entre elles attestaient qu'elles n'y en avaient jamais remarqué.

Le mal vénérien est un vrai prothée qui se modifie de cent façons différentes, et ses ravages sont d'autant plus grands, que, d'après un traitement mercuriel méthodique, les premiers symptômes ont disparu.

Cette autorité en faveur de l'efficacité de mon rob, est d'autant plus grande, qu'elle est d'un homme de l'art qui joint à ses lumières la longue expérience des hôpitaux. M. Génouville a observé aussi que les méthodes ordinaires aggravent singulièrement le mal vénérien dans les climats chauds et sur le bord des mers, il dit expressément qu'il y a rencontré bien moins de victimes du mal, que du remède destructeur qu'on emploie pour le guérir.

Observation de M. Boyer, chirurgien en chef de la Charité de Paris, et de M. Caillot, alors son élève, et actuellement professeur de chirurgie à l'école de Strasbourg.

Madame N..., âgée de vingt-huit ans, et parfaitement saine jusqu'à son mariage, se trouva incommodée, peu de temps après cette époque, d'une tumeur dont le siège était dans l'épaisseur de la grande lèvre, qui roulait entre les doigts, et se présentait sous l'aspect d'une glande lymphatique engorgée : les traitements ordinaires ne firent qu'aigrir le mal et l'accompagner de douleurs de tête et d'insomnie.

De nouvelles tentatives ne furent pas plus heureuses; à cette position alarmante se joignirent des ulcères au gosier et une éruption de taches sur tout le corps, semblables à celles que laisse la petite vérole.

M. Boyer prescrivit le remède de Wan-Swieten : les symptômes disparurent; la malade devint grosse, accoucha heureusement, et ce ne fut que quatre mois et demi après cet évènement que de nouveaux accidents reparurent, entre autres un bouton au dessous du genou, qui, se développant graduellement jusqu'à acquérir le diamètre d'une pièce de douze sous, s'ulcéra, et produisit sur tout le corps une enflure universelle. Le sirop de Cuisinier, les frictions mercurielles, furent employés successivement et sans fruit, pour faire disparaître ce reste de virus vénérien.

La malade se trouvait dans l'état le plus déplorable quand on eut recours au rob antisyphilitique; neuf bouteilles de ce spécifique ont procuré une guérison radicale. Il y avait un an que sa santé était solidement affermie, quand M. Boyer transmit sa déclaration.

Aux Rédacteurs de la Gazette de France.

Gand, le . . . fructidor, an IX.

Messieurs, je viens d'opérer avec le rob antisyphilitique de Boyveau Laffecteur, médecin, rue de Varennes, n° 10, à Paris, et mon commettant, une guérison surprenante, qui, par sa nature, doit, je pense, trouver place dans un journal aussi répandu que le vôtre.

À l'âge de quinze ans, et sans cause apparente, un apprenti charpentier perdit l'œil gauche. Il se maria par la suite, et, sans autre accident primitif, il devint aveugle il y a deux ans. Le malheureux, désolé d'être entièrement privé de la lumière, vint me trouver, trouvant qu'aucun moyen ne pouvait le soulager. Je lui conseillai l'usage du rob dont je suis dépositaire, sans cependant lui en assurer le plein succès. Il fut longtemps à se décider; mais ayant fait, par les conseils des médecins de cette ville, d'infructueux remèdes, il me fit rappeler , et heureusement il se détermina à suivre le traitement que je lui avais conseillé. Dès la troisième bouteille de rob, il commença à distinguer les objets ; à la sixième bouteille , il connut l'heure de sa montre ; avant la fin de sa dixième et dernière bouteille , il a vu et voit aussi bien qu'il faisait long-temps avant sa cécité.

Mais ce qui enivre ce malade d'une joie inexprimable , c'est que , depuis son traitement , il voit de l'œil droit , dont il était privé depuis quarante ans.

Ce phénomène m'a paru digne d'intéresser l'humanité souf-frante ; et si vous daignez le publier , vous acquerrez des droits à ma reconnaissance.

Salut et estime.

Piéton,
Chirurgien à Gand.

Extrait de la Gazette de France, de fructidor an 9 (septembre 1801).

Observations de M. Beauchêne , ancien médecin de l'hô-pital des Gardes françaises , médecin consultant du Roi.

Première. — Une femme, âgée d'environ trente-deux ans. d'un tempérament sanguin , bilieux , ayant le genre nerveux excessivement irritable , et une imagination ardente qui sans cesse portait le trouble et l'agitation dans ses sens, avait con-tracté un vice vénérien depuis environ quinze ans, époque de son mariage.

Les premiers symptômes de cette maladie se manifestèrent par un écoulement, ensuite des chancres, et des bubons dans les aines, enfin des exostoses et la cachexie.

Ces différents symptômes se développèrent successive-ment, et furent traités par les préparations mercurielles les plus usitées, et administrées par des gens de l'art en réputation.

Cependant, les divers traitements auxquels la malade fut successivement soumise, ne mirent aucun terme à ses maux.

Cette maladie, combattue par des remèdes insuffisants, avait quelquefois changé sa marche, mais jamais son caractère. Les accidents vénériens disparurent parfois, mais bientôt ils se reproduisirent sous de nouvelles formes ; enfin cette femme infortunée, dont la jeunesse se consumait dans la douleur et le désespoir, se voyait en proie au plus affreux virus qui dévorait les restes de sa vie, après avoir flétri ses plus beaux jours.

Parvenue au dernier degré de dessèchement et de consomption, les médecins, n'espérant plus conserver les jours de cette malade, qui déjà n'existait plus que pour la douleur, lui ordonnèrent une nourrice pour tout régime et traitement.

Mais on n'obtint pas de ce moyen tout le succès qu'on en espérait, la masse du sang était trop infectée ; il fallait qu'un principe régénérateur en purifiât les éléments.

Dans ces circonstances, M. Beauchêne fut appelé pour donner ses avis à la malade ; une nombreuse assemblée de consultants fut convoquée ; les opinions furent divergentes, excepté dans un seul point, et ce fut celui d'une mort prompte et affreuse. On discuta avec détail sur la maladie, dans l'ensemble de ses causes, de ses effets, et on conclut par proposer le Rob antisyphilitique, comme le seul remède qui pût rappeler à la vie cette malade presque expirante.

La malade prit ce remède ; une sorte d'instinct le lui faisait désirer avec avidité.

D'abord les doses furent légères, ensuite plus fortes, et enfin elles furent portées à la quantité ordinaire pour les femmes.

L'usage du remède fut longtemps continué, et jamais, pendant tout le cours du traitement, il ne produisit le plus léger accident, quoique la malade fût dans le dernier degré de dessèchement; enfin il ramena les forces éteintes, rétablit l'embonpoint, et la santé acquit un nouvel éclat.

Deuxième. — Une femme, âgée d'environ vingt-cinq ans, d'un tempérament sec et bilieux, mariée depuis deux ans, avait contracté à cette époque un vice vénérien qui s'était manifesté d'abord par un écoulement, ensuite par des chancres et des ulcères dans la gorge, avec une fièvre lente, la jaunisse, et un dépérissement général.

Cette malade avait été soumise deux fois au traitement des frictions, dont elle avait reçu chaque fois un grand nombre.

La bouche avait été très fatiguée, la constitution fort affaiblie, et enfin réduite à l'état le plus déplorable.

La malade était presque désespérée quand M. Beauchêne fut consulté. Plusieurs médecins et chirurgiens furent appelés, et tous convinrent que, dans l'état où était la malade, il était impossible de lui administrer le mercure; il fallait donc remettre le traitement à une époque où la santé aurait été rendu meilleure: mais comment s'y prendre pour l'améliorer? Un bon régime, le lait d'ânesse, furent proposés; mais il était évident que tout cela était insuffisant; le rob antisyphilitique fut conseillé comme le seul remède qui pût être employé dans ce cas avec succès, et sans inconvénient.

Ce remède lui fut administré; et, dans l'espace de cinq semaines, tous les maux qu'elle éprouvait disparurent. Les chancres à la gorge, après trois semaines de traitement, furent guéris.

La malade retrouva ses forces et son embonpoint en faisant usage du remède; et bientôt après l'avoir quitté elle devint grosse , ce qui n'avait pas encore eu lieu, quoique mariée depuis plus de deux ans.

Sa santé a toujours été parfaite depuis.

Observation de M. Coulon, médecin et inspecteur des hôpitaux de la marine.

Chez un malade âgé de soixante-quinze ans , le virus s'était porté à la tête , dans les sinus frontaux et sur les os du nez ; l'épuisement de tous les principes vitaux , suite de remèdes inefficaces, quoique administrés par des hommes sages , ne lui faisait voir en perspective qu'une mort prochaine et douloureuse, lorsqu'en trois mois M. Coulon le traita par le rob, et le guérit sans retour.

Observation d'un malade de Lisieux , envoyée à M. Boyveau , le 24 vendémiaire an 8 (octobre 1800).

M. S....,, était affligé depuis vingt-cinq ans d'un écoulement d'humeur puriforme, ayant son siège dans l'oreille gauche, dont le principe n'avait pu être détruit par la liqueur de Van-Swieten. Lors d'une chute faite il y a trois ans, le virus morbifique fit de nouveaux progrès, le nez se couvrit de boutons purulents, la voûte palatine se perça, et la surdité devint complète.

Un médecin célèbre de sa ville lui conseilla l'application extérieure du sublimé corrosif ; alors le nez se fendit. Il vint à Paris, il y a dix-huit mois ; il consulta MM. Sabatier, Pelletan, Portal et Deschamps, qui tous lui dirent franchement que sa maladie était mortelle. Il s'adressa ensuite au médecin Jouenne, qui m'appela en consultation : je rassurai le malade ; je le pris chez moi , et le guéris en cinq mois , sous les yeux de MM. Jouenne, Champseru, Daignan, Andry, Dazille, médecins, et de beaucoup d'autres praticiens qui l'ont tous vu avant son traitement, pendant son cours ; après sa guérison, et ont apposé à cette observation leur si-gnature.

Observation des médecins et chirurgiens Geoffroy, Des-perrières, Andry, Fanlet et Lebreton.

Un soldat suisse de la compagnie de Diesbach fut attaqué, seulement dans le principe de la maladie, d'un chancre et d'un phimosis aux parties génitales ; on lui fit subir, à l'hô-pital du Gros-Caillou, trois traitements mercuriels, dont deux par les dragées de Keyser, et l'autre par les frictions. Ces traitements durèrent neuf mois, et ne servirent qu'à amener le déplacement du virus. Il survint au malade un ulcère chancreux à la base de la luette, qui fit tant de ra-vages au palais, que la déglutition semblait impossible, et la prononciation d'une difficulté inexprimable : on le renvoya de l'hôpital comme incurable ; le rob le guérit parfaitement en trente jours.

Observations du docteur Leroy, ancien médecin de MONSIEUR.

Première. — Un malade, traité par le mercure pour des symptômes vénériens, se crut guéri à la fin du traitement : il se maria, mais au bout de six ans le virus, assoupi pendant un si long intervalle, se réveilla avec fureur ; il se forma un ulcère à l'arrière-bouche qui rongea une partie de la gorge ; un autre sur le front qui menaça d'emporter l'œil ; d'autres qui rongèrent la langue et les deux narines. Le malade, épuisé pendant plusieurs années, soit par le mal, soit par les traitements mercuriels, n'attendait plus que la mort ; le rob lui fut administré, et il guérit en deux mois. Il y avait quatre

àns que la santé du malade se soutenait quand cette observa
tion fut communiquée.

Deuxième. — Un malade était réputé poitrinaire : le doc
teur Leroy lui avait fait ouvrir un cautère, et lui avait prescrit un régime d'herbes dépurantes, légèrement incisives,
et antiscorbutiques ; la poitrine dégagée, il survint une carie
à la partie supérieure du coronal, et ensuite une exostose de
la grosseur d'un œuf de poule à la partie moyenne et interne
du tibia ; on rechercha alors si l'infortuné avait contracté
autrefois quelque maladie vénérienne ; mais la plus grande
incertitude régnait à cet égard. Le docteur Leroy essaya le
rob, pour prévenir la cachexie scorbutique : ce remède a
agi par tous les émonctoires ; l'exostose a disparu, et le traitement a été suivi du succès le plus complet.

Troisième. — Une jeune orpheline de Dunkerque fut attaquée, avant sa nubilité, d'une tumeur au sein gauche, qui,
sans cause externe déterminante, prit tous les caractères du
cancer, déjà l'on avait proposé d'extirper la tumeur, lorsque le docteur Leroy fut consulté : il proposa de tenter
l'usage de mon rob ; en trois mois cette jeune personne fut
entièrement guérie, et depuis lors, elle jouit de la plus
parfaite santé. Son tuteur a écrit plusieurs fois pour témoigner sa vive reconnaissance et celle de son intéressante
pupille.

Observation du docteur Andry.

Une femme, attaquée depuis quatre ans d'une maladie
vénérienne, fut traitée, à Paris, par le chirurgien Quique,
d'après l'ancienne méthode, telle que les pilules mercurielles,
le sublimé corrosif, et les frictions ; les symptômes disparurent quelque temps, mais ils reparurent peu après plus effrayants qu'auparavant : chancres aux amygdales, carie du

vomer, dartres rongeantes sur tout le visage; la malade devint sourde, muette et aveugle pendant huit jours.

Le célèbre chirurgien Tenon administra à la malade quarante-deux frictions, qui atténuèrent le mal sans le guérir; la dartre surtout continua ses ravages.

Deux médecins, Thieulier et Missa, la condamnèrent sans ressource.

C'est dans cette position critique que M. Andry entreprit cette incurable; il invita à assister au traitement les docteurs Geoffroy et Poissonnier Desperrières, Paulet et Carrère, ainsi que les chirurgiens Quique et Lebreton; le rob fut administré, et la malade guérit parfaitement en deux mois.

Observation du docteur Desperrières.

Un soldat, âgé de vingt-deux ans, était affligé, depuis quatre ans, d'une ulcération vénérienne aux glandes maxillaire et parotide; on le renvoya de son corps par congé, comme incurable; deux traitements mercuriels qu'il essuya sans succès à Bicêtre firent confirmer ce jugement; il a été guéri radicalement par le rob en sept semaines.

Observations du docteur Carrère.

Première. — Un vénérien de trente ans, à la suite d'une gonorrhée virulente mal guérie, avait vu le mal se porter à la tête, tuméfier sa joue droite, occasionner des douleurs lancinantes dans l'oreille, et amener d'abord un écoulement purulent, ensuite une éruption de dartres sur presque toute la surface du corps, à l'exception du visage; il fut mis à l'usage du rob. Au bout de deux mois, les croûtes et les autres symptômes disparurent, et le malade depuis s'est toujours bien porté.

Deuxième. — Une dame, âgée de trente-six ans, affec-

-tée depuis trois ans de dartres au visage et de gerçures aux mains, employa, sans aucun succès, la douce-amère. A l'examen, on découvrit que son premier mari avait eu une maladie vénérienne, ce qui pouvait faire soupçonner la véritable origine de l'affection cutanée. Elle fut mise à l'usage du rob; au dixième jour, après les deux premières bouteilles, la malade fut attaquée d'une fièvre violente avec chaleur âcre, sécheresse de la peau, météorisme, douleurs vagues dans différentes parties du corps, avec le pouls dur. Le rob fut interrompu; on se borna aux délayants et aux émollients; la fièvre se soutint pendant trois jours; elle se termina par une crise étonnante. Un écoulement abondant survint par le vagin, une tumeur à l'aine droite, enfin cinq chancres dans le vagin se montrèrent. Après l'apparition de ces symptômes non équivoques, la fièvre cessa; le rob fut continué, dont trois bouteilles encore firent disparaître les accidents, et détruisirent en même temps l'affection cutanée (1).

Observations de M. Depasse, docteur en médecine à Guingamp.

Première. — M. N..., âgé de cinquante-deux ans, était, depuis plusieurs années, en proie à des douleurs presque continuelles, mais plus aiguës la nuit. La peau se couvrait de croûtes superficielles sous lesquelles se formait une sérosité peu abondante, et qui tombaient quelquefois sous forme d'écailles. Les bains, les adoucissants, les exutoires, furent employés sans obtenir aucun succès. Des exostoses étaient

(1) Cette observation est extraite de l'ouvrage de Carrère : *Recherches sur les maladies vénériennes chroniques, sans signes évidents*, p. 173. Il existe plusieurs observations très curieuses de cures opérées par le Rob, rapportées par le même auteur.

survenues à la partie moyenne du tibia. Sa maladie, jugée vénérienne, fut traitée par les fumigations. Il fut ensuite soumis à un traitement mercuriel, sans aucun changement dans son état. Le rob antisyphilitique fut alors conseillé. Cinq bouteilles n'amenèrent aucune amélioration ; mais à la fin de la sixième le malade éprouva un mieux marqué, et obtint sa guérison complète de l'emploi de onze bouteilles. Depuis deux ans, il jouit de la meilleure santé. Il était marié, sa femme et ses enfants se sont toujours bien portés.

Deuxième — Un homme, âgé de trente cinq ans, d'une constitution délicate, ayant une poitrine faible, peu à l'aise, avait, depuis cinq mois, un chancre considérable au frein de la verge ; le gland et le prépuce étaient entamés. L'onguent mercuriel fut appliqué en pansement ; on fit des frictions avec le mercure doux, uni à l'emploi des antiscorbutiques à l'intérieur, et parfois de l'opium. Tout disparut en un mois, et le malade se crut guéri. Deux mois se passèrent ; il se présenta de nouveau, ayant un chancre dans le lieu primitivement affecté, cinq ulcères assez étendus, dont trois aux cuisses et à une jambe, un au bras droit, et un autre à l'épaule du même côté ; il était dans un état de marasme presque complet. Le rob est commencé, et bientôt un mieux marqué se fait sentir ; le malade continue son traitement avec courage, en espoir de guérison, voyant les ulcères se fermer peu à peu ; enfin il obtint une guérison complète de l'emploi de dix bouteilles.

Observation de M. le docteur Rigaut, de Saint-Quentin.

Une fille de trente-six, d'une stature moyenne, d'un tempérament sanguin, était affectée de syphilis depuis plus de deux ans. Le virus avait quitté les parties génitales pour se porter à la peau, qui était couverte, dans toute son étendue, de grsses pustules, d'ulcères et de croûtes, surtout dans le cuir chevelu. Elle avait de plus, un ulcère considérable qui avait déjà détruit plus de la moitié du voile du palais ; enfin, d'autres ulcères à l'intérieur du nez, qui donnaient un pus annonçant la carie des os de cet organe, et à l'extérieur plusieurs qui rongeaient les téguments. Elle éprouvait des douleurs nocturnes insupportables dans les membres. L'aspect hideux de cette malheureuse l'avait fait bannir des différents ateliers de la ville où elle était employée pour vivre ; elle était réduite à implorer la pitié des passants dans les lieux publics. Son état était d'autant plus fâcheux, que sa maladie avait déjà résisté à quatre traitements mercuriels, même à un cinquième par les sudorifiques, mais qui n'avait peut-être pas été suivi avec assez de persévérance.

Plusieurs habitants, touchés de sa position, la mirent à même de faire le traitement du rob ; elle observa le régime avec la plus scrupuleuse attention ; les ulcères furent pansés avec le cérat simple ; une décoction de racine de guimauve fut employée à déterger ceux de l'intérieur du nez. Au bout de quinze jours de traitement, les pustules étaient déjà desséchées, leurs croûtes tombées, la suppuration de l'intérieur du nez moins abondante : les ulcères commençaient à cicatriser. Peu à peu les douleurs s'apaisèrent. A la sixième bouteille, un bubon s'ouvrit dans l'aisselle, les douleurs cessèrent, tous les ulcères furent cicatrisés. Enfin, neuf bouteilles et quinze jours de convalescence lui rendirent sa première santé ; elle porte seulement la difformité du nez, suite inévitable de la déperdition de substances occasionnée par l'ulcère.

Observation de M. Cosme, médecin de l'hôpital de Chartres.

Le docteur Cosme fut consulté par un garçon boucher,

demeurant à Chartres. Cet homme, âgé de 30 ans, était depuis un an dans un état affreux ; il souffrait tellement, qu'il n'avait de repos ni le jour ni la nuit, et faisait horreur et compassion à tous ceux qui le rencontraient. La paupière supérieure de l'œil droit était à moitié détruite ; deux ulcères sanieux, situés à l'angle du pariétal droit, avaient rongé en partie la table externe de cet os ; le voile du palais était presque totalement détruit. Chaque jour le malade perdait quelques portions des cornets des fosses nasales. Les os du nez étaient mobiles et désarticulés. Une exostose, de la forme et du volume d'un œuf de poule, couvrait le sommet de la tête. Deux autres exostoses, moins saillantes et plus allongées, se trouvaient à la partie antérieure et moyenne de chaque tibia. Le malade avait perdu l'appétit, ses forces et tout espoir de guérison. En deux mois de temps, dix bouteilles de rob, la tisane de salsepareille, une douzaine de bains, un régime sévère, ont fait disparaître tous ces symptômes. Les exostoses se sont affaissées, les ulcères ont cicatrisé, le malade a retrouvé l'appétit, ses forces et sa gaîté ; il a repris ses travaux ; et depuis il ne lui est rien survenu qui participât de la maladie vénérienne dont il était infecté.

Observation de M. le docteur Fournier-Pescay, l'un des rédacteurs du Dictionnaire des Sciences médicales.

M. V., attaqué à vingt-trois ans de la peste vénérienne, alla à Paris se faire guérir, prit une quantité effrayante de liqueur de Van-Swieten, et revint dans ses foyers plus malade que jamais.

M. le docteur Fournier et le docteur Van-Cutem furent consultés ; alors un chancre considérable couvrait tout le gland du malade, un ulcère rongeait les cartilages du nez,

un autre enlevait le voile du palais et cariait l'os ethmoïde.
A ces symptômes s'en joignaient d'autres plus effrayants,
dont la description serait trop longue ici : le tout était accompagné d'une fièvre hectique et de douleurs ostéocopes
insupportables.

Tous les remèdes possibles ayant été infructueux, et la
maladie ayant été jugée incurable, on eut recours au rob antisyphilitique. A la sixième bouteille la fièvre et tous les accidents disparurent ; il en fallut dix pour rendre au malade
sa santé et son ancienne vigueur : l'unique désagrément qui
lui reste est de porter un râtelier artificiel à la mâchoire supérieure, et un obturateur, sans lequel il lui est impossible
de parler.

Cette observation a été lue à la société de médecine de
Bruxelles. Elle est extraite de l'article rob antisyphilitique
du *Dictionnaire des sciences médicales* (1).

Observations tirées de ma pratique.

Première. — Un jeune homme de Morlaix, de la plus
riche taille et de la plus belle figure, fut attaqué, à Douai,
d'une maladie vénérienne qui se manifesta par tous les symptômes les plus effrayants, et surtout par un ulcère rongeur à
l'aine gauche, qui, dans l'intervalle de dix-huit mois, cor-
roda la partie intérieure de la cuisse dans un espace de dix-
sept pouces de long, sur huit de large ; on lui administra en
vain les frictions mercurielles dans son département. Arrivé
à Paris, maison de France, rue de Cléry, sa mère appela en
consultation les gens de l'art les plus éclairés. Le célèbre
Dessault le traita par les méthodes ordinaires, et le manqua.
Comme il était dans l'âge de la conscription, les chirurgiens

(1) *Dictionnaire des Sciences médicales*, t. XLIX, p. 61 :
Rob antisyphilitique.

nommés inspecteurs par le gouvernement vinrent le visiter, et le déclarèrent unanimement incurable. C'est à cette époque que je le pris chez moi : il y demeura quatre mois , et fut guéri radicalement avec douze bouteilles de rob. Cette cure, qui a fait du bruit, a été suivie par plus de trente médecins qui pourraient certifier l'état désespéré du malade et sa guérison.

Deuxième. — Un chirurgien avait contracté dans les colonies une maladie vénérienne que les remèdes ordinaires n'avaient fait que pallier. De retour en Europe, il se maria : son épouse resta pure au milieu de ses embrassements ; mais lui-même fut en proie à un ulcère rongeur qui lui détruisit les os de la moitié de la face, la voûte palatine , et toutes les parties de l'arrière-bouche. Il fut traité longtemps par divers praticiens distingués, mais sans succès. Enfin la fièvre lente et le dévoiement le conduisant aux portes de la mort, on me l'adressa ; je le traitai avec le rob', et aujourd'hui il jouit d'une parfaite santé.

Troisième. — Une dame, demeurant à Paris, cloître Notre-Dame, était, depuis seize ans, rongée par des ulcères qu'un remède mercuriel n'avait pu même pallier ; elle gardait la chambre, et même le lit, depuis neuf ans entiers : je l'ai traitée, il y a dix ans et demi, avec mon spécifique, et elle ne paraît pas avoir jamais été malade.

Quatrième. — Le même mal , porté à la tête d'un cordonnier du faubourg Saint-Jacques, avait entièrement détérioré sa figure, en lui détruisant les lèvres supérieure et inférieure, les ailes et l'extrémité du nez. Ayant été traité infructueusement par les préparations mercurielles , je le guéris en deux mois et demi, avec dix bouteilles de rob. J'ai appris avec surprise que le virus de cet infortuné n'avait passé ni à sa femme, ni à ses enfants.

Cinquième. — Un menuisier du faubourg du Roule, non moins malade que le cordonnier du faubourg Saint-Jacques, avait trois ulcères à la face, accompagnés d'une plaie énorme sur toute la poitrine, et de carie au sternum. Traité sans succès pendant dix-huit mois par le chirurgien en chef de l'Hôtel-Dieu, il me fut adressé par M. Charlard, apothicaire, rue Basse, porte Saint-Denis ; trois mois de traitement par le rob ont suffi pour le rendre au bonheur et à la santé.

Sixième. — Une jeune et jolie femme, de la rue des Brodeurs, faubourg Saint-Germain, me fit appeler pour me consulter sur l'état fâcheux dans lequel elle se trouvait depuis deux ans. Quelques années auparavant, elle avait été traitée d'un écoulement gonorrhéique, accompagné de chancres : on lui fit prendre les dragées de Keyser, qui lui donnèrent un dévoiement dysentérique ; après trois mois, elle abandonna le médecin et le remède.

Un autre homme de l'art parvint à calmer les accidents ; et la malade, pendant trois ou quatre mois, se crut guérie. Elle se donna, en dansant, une entorse au pied gauche ; elle employa les remèdes qui lui furent indiqués par le médecin qui avait alors sa confiance : le pied, malgré tout ce qu'on put appliquer, devint extrêmement enflé, rouge et douloureux ; enfin le virus, en cinq ou six endroits, se fit un passage et forma autant de sinus fistuleux. La malade, ne pouvant quitter son lit, eut recours à une consultation des hommes de l'art les plus célèbres de cette ville. MM. Sabatier et Pelletan convinrent d'employer le sublimé corrosif à petites doses. Après plus d'un an et demi de ce remède dangereux, la malade était dans un état déplorable ; la cuisse et la jambe du côté malade était tellement atrophiées, qu'il n'y avait que la peau sur les os. Le pied était énorme, si pesant et si douloureux, qu'il était impossible à la malade de le changer de place sans un secours étranger. Elle se décida à une autre consultation. On appela, avec les premiers, divers autres médecins : l'avis fut général pour l'amputation. A cette époque, les fistules traversaient le tarse et le métatarse du pied d'outre en outre en plusieurs endroits. Cette fatale décision remplit de désespoir l'ame de la malade ; elle résolut de périr plutôt que de se soumettre à l'opération.

Elle avait une jolie petite fille de six ans qui était en pension ; et, réfléchissant que cette jeune infortunée serait, après elle, dénuée de toute ressource, et dans le plus grand abandon, elle forma l'horrible projet de l'empoisonner avec elle ; par bonheur une de ses amies vint la voir, et, lui trouvant un air égaré, la tête perdue, pénétra son horrible dessein, et ne fit pas de vains efforts pour l'en détourner. Elle envoya sur le champ chercher M. Deulzens, élève et prévôt de M. Pelletan, et aujourd'hui chirurgien distingué, et professeur d'histoire naturelle à l'école centrale d'Evreux ; celui-ci vint la voir avec M. Pelletan qui avait suivi le traitement qu'elle venait de faire ; ce fut lui et le docteur Beau-chêne qui me firent appeler. Je lui administrai douze bouteilles de mon rob, qui, dans quatre mois, cicatrisèrent les plaies, firent reprendre nourriture aux parties supérieures atrophiées, et au bout de neuf mois, la malade, totalement guérie, marcha sans béquilles et sans boiter ; elle jouit depuis ce temps d'une santé parfaite. La petite fille, devenue aussi jolie que la mère, fait aujourd'hui le bonheur de sa vie. Sa reconnaissance est au dessus de toute expression.

Septième. — Madame B****, accompagnée de M. Voisin, chirurgien distingué à Versailles, m'amena son fils, âgé de dix-neuf ans, qui avait gagné une maladie vénérienne à

Rouen, où il avait subi un traitement sous les yeux du chirurgien en chef de l'hôpital : n'ayant point été guéri, il revint chez sa mère. M. Voisin fut appelé, et lui donna ses soins pendant plus d'un an. Le principe du mal n'étant pas détruit s'était porté sur le pied gauche ; il existait sept à huit fistules qui traversaient le tarse et le métatarse, avec un gonflement effrayant, et des douleurs insoutenables. Ce malade, plongé dans le marasme le plus complet, était en proie à la fièvre lente, et affecté d'un dévoiement continuel. Dans l'état désespéré où était cette victime du mercure, on avait décidé de lui couper la jambe, et l'opération aurait été faite si l'épuisement du malade l'eût permise. Ce fut dans cette situation déplorable que M. Voisin le conduisit chez moi, où il resta trois mois. Il prit le rob à petites doses ; peu à peu la fièvre et la diarrhée cessèrent ; le sommeil, les forces et l'embonpoint revinrent ; et enfin, dans trois autres mois, toutes les plaies se fermèrent ; il fut entièrement rétabli, laissa ses béquilles, et a toujours joui, depuis ce temps, de la plus brillante santé. Plus de vingt médecins ou chirurgiens ont connu ce malade avant, pendant et après sa guérison.

Huitième. Un habitant de la ville de Liège, jeune, fort et vigoureux, chef de bataillon, ayant été attaqué d'une maladie vénérienne dont les symptômes n'avaient dans le principe rien d'alarmant, subit inutilement un premier traitement ; ensuite M. Grosbois, chirurgien en chef de l'armée d'Italie, lui en administra un autre, à Milan, avec toute l'attention et les soins possibles ; il y employa les bains et les frictions.

Au deuxième traitement, les premiers symptômes avaient disparu ; mais, un mois après, le mal se porta sur les os du nez et du palais ; ils étaient déjà cariés lorsque le malade me fut présenté ; le mal avait aussi gagné la cloison du nez ; les amygdales, le voile du palais et la voûte palatine étaient entièrement détruits ; un ulcère fétide lui rongeait la lèvre supérieure, et l'infortuné souffrait des douleurs de tête insupportables ; une fièvre continue et une abondante salivation l'empêchaient de reposer. Tel était l'état fâcheux de ce brave militaire, lorsqu'il s'adressa à moi. MM. Andry, Lebreton, Daignan, et plusieurs autres médecins bien connus, l'ont vu dans l'état que je viens de décrire, et, deux mois et demi après, ont constaté son parfait rétablissement. Tous les membres de la commission de santé ont aussi attesté sa guérison. On remédia à la perte des parties au moyen d'un obturateur.

Neuvième. — Une dame française, âgée de vingt-sept ans, et fixée à Madrid, revint à Paris, attaquée d'une maladie vénérienne qui, sans avoir de symptômes primitifs, porta ses ravages sur l'arrière-bouche, détruisit entièrement le voile du palais, la luette et les amygdales. Tous les soins et les remèdes que lui apportèrent les médecins les plus célèbres de cette capitale furent inutiles. Son mari, désolé de la voir périr, prit le parti de l'envoyer chez moi. Plusieurs médecins et chirurgiens éclairés l'ont vue à son arrivée, et désespéraient presque de sa guérison ; les mêmes l'ont examinée six mois avant qu'elle ne s'en retournât en Espagne ; ils ont été bien étonnés de la voir si parfaitement rétablie. J'ai eu depuis ce temps plusieurs lettres de remercîment de sa part et de celle de toute sa famille.

Dixième. — Une femme de vingt ans, de la ville de Reims, reçut de son époux, en se mariant, une maladie vénérienne pour laquelle elle fut infructueusement traitée dans sa ville. Elle vint ensuite à Paris se mettre entre les mains de deux médecins célèbres qui, malgré tous leurs soins, ne purent lui rendre la santé. Les remèdes firent bien disparaître les symptômes vénériens, mais ils jetèrent la malade dans un état de catalepsie presque continuelle; l'irritation de l'estomac devint si forte, qu'il fut, pendant plus de trois ans, impossible à la malade d'avaler le moindre aliment; on la faisait vivre avec des lavements dans lesquels on délayait des jaunes d'œuf.

En prenant, depuis longtemps, l'effet pour la cause, on l'avait couverte de vésicatoires à plusieurs reprises; ce qui ajoutait à l'irritabilité nerveuse, déjà portée au suprême degré. Je fus consulté par la famille; imaginant, avec raison, que l'état inconcevable de cette victime du mercure n'était occasionné que par l'abus qu'on en avait fait, ainsi que des autres irritants, j'allai la chercher; un hoquet effrayant et continuel était le seul signe de vie qu'elle donnait. Arrivée chez moi, je la fis mettre dans les bains émollients dix heures par jour; j'employai tout ce qu'il y avait de plus adoucissant en lavements. Après huit à neuf mois, la malade commença à pouvoir avaler de la gelée de poulet et d'orange. La détente devint générale; huit à dix mois après, la bile et les urines commencèrent à couler; et, au bout de quelque temps, il se fit aux parties naturelles une éruption des signes de la maladie qui avait causé tant d'accidents. Alors ma première idée se trouva juste; elle prit longtemps mon rob à petites doses, et en deux ans elle se porta bien; mais ayant été dix ans couchée, elle fut obligée de rapprendre à marcher comme un enfant : depuis ce temps elle jouit d'une bonne santé.

Onzième observation du même, écrite par le malade lui-même. — Après avoir habité pendant vingt ans la Nouvelle-Angleterre, je vins à Paris, il y a quinze mois, pour me faire guérir d'une maladie vénérienne, ancienne et rebelle à tous les remèdes que j'avais pris depuis longtemps à Philadelphie. En partant, mon dessein était de me confier aux soins de M. Boyveau-Laffecteur, dont je connaissais la réputation ; mais je fus entraîné par un de mes amis chez son médecin , qui m'assura qu'il me guérirait mieux que personne. Il me traita infructueusement pendant près de six mois, et m'a laissé dans un état déplorable, ne pouvant mouvoir ni les bras, ni les jambes, souffrant des douleurs affreuses dans les membres et à la tête , qui m'empêchaient, jour et nuit, de prendre le moindre repos. Je me fis conduire, rue de Varennes, chez M. Boyveau-Laffecteur, qui, en moins de trois mois, m'a parfaitement guéri; et si j'ai un regret, c'est de ne m'être pas adressé d'abord à lui. Je l'ai prié de publier cette observation, que j'ai écrite de ma main, comme un faible témoignage de ma vive reconnaissance ; c'est un hommage que je rends à celui qui m'a sauvé la vie, en faisant des vœux pour que la faible peinture de mes maux passés puisse contribuer au soulagement de l'humanité souffrante.

Douzième. — Mme B***, rue de la Monnaie, mariée de bonne heure à un jeune libertin, fut attaquée, deux ans après son mariage , d'un ulcère dans le nez qui lui détruisit le vomer et les cornets inférieurs. Les douleurs qu'elle éprouvait dans la tête étaient insoutenables ; il y avait déjà trois ans qu'elle était tombée dans une langueur extrême et prête à succomber à ses tourments, malgré les traitements consécutifs et méthodiques administrés par les hommes de l'art les plus renommés de cette capitale. Sa mère m'invita à l'aller voir. Pénétré de ses souffrances, je lui fis prendre le rob antisyphilitique qui la guérit en deux mois ; et depuis cinq ans elle jouit d'une parfaite santé.

Treizième. — Un compagnon ébéniste, sans accidents primitifs et apparents du mal vénérien , fut attaqué d'un ulcère avec carie à la voûte palatine ; après avoir employé sans succès une infinité de moyens, il se rendit à l'hospice des Capucins, où il demeura six mois sans pouvoir être guéri. Il vint chez moi, et en trois mois il fut parfaitement guéri par l'usage de mon spécifique. Il est resté à mon service, et j'ai observé avec plaisir que le trou considérable qu'il avait à la voute palatine s'est entièrement fermé, quoique les os propres du palais aient été totalement détruits par la carie.

Quatorzième. — Il y a quatre ans que deux officiers de la ville de Nanci, à leur retour des guerres d'Italie, furent atteints de la maladie vénérienne, contre laquelle ils employèrent inutilement, dans cette ville, et sous la direction des gens de l'art les plus renommés, tous les remèdes méthodiques ; ils étaient réduits l'un et l'autre à l'état le plus affligeant, rongés de scorbut, éprouvant dans tous les membres des douleurs ostéocopes, qui leur occasionnaient des souffrances terribles. L'un d'eux avait une ankylose au genou droit, qui le tourmentait nuit et jour. Ils entrèrent au Val-de-Grace, où ils furent traités et guéris avec mon rob, par M. Barbier, chirurgien en chef de cet hôpital militaire.

Avant ces deux derniers, un troisième officier était sorti de cet établissement couvert de pustules, et dans le plus profond marasme ; il entra à l'hôpital Saint-Denis, ou par le conseil de M. Barbier, il fut mis à l'usage de mon spécifique et parfaitement guéri ; ce qui me surprit avec plaisir, autant que l'homme éclairé qui lui avait donné ce conseil salutaire.

Quinzième. — Parmi un grand nombre de personnes affligées de maladies syphilitiques très graves, auxquelles le célèbre Corvisart a conseillé l'usage de mon rob , j'ai remarqué une jeune et jolie femme épuisée par les moyens infructueux qu'elle avait employés ; cette intéressante personne avait des porreaux sur la tête et dans les oreilles ; toutes ces excroissances extraordinaires ont été entièrement dissipées pendant et peu de temps après le traitement.

Seizième. — Mme F***, demeurant rue Montmartre, maison de M. Botentui, chirurgien du collège de Paris, sans aucun signe primitif et apparent de maladie vénérienne, fut affectée de gonflements aux deux tibias, avec des douleurs ostéocopes des plus vives; elle suivit pendant longtemps les conseils de M. Desessarts, qui, méconnaissant la maladie, employait des remèdes qui n'attaquaient pas la cause. Ce fut le docteur Malouet qui la lui désigna. Cette dame vint me trouver, prit huit bouteilles de mon spécifique, fut parfaitement guérie en trois mois, et jouit depuis ce temps de la meilleure santé.

Dix-septième. — Un jeune homme de Poitiers ayant eu de légers accidents qu'il avait traités avec peu d'attention, se crut guéri, et se maria. Cependant, avant de contracter cet engagement sacré, il eut la précaution de passer par les grands remèdes sous la conduite d'un homme très instruit. Un an après son mariage, il lui survint un gonflement au testicule gauche, qui devint si considérable dans l'espace de quinze mois, qu'après avoir consulté les premiers chirurgiens de Paris, quatre d'entre eux annoncèrent qu'il n'y avait pas d'autre remède que l'extirpation.

Par les sages conseils du docteur Desessarts, les soins assidus et éclairés de M. Baronna, chirurgien, la tumeur se fondit entièrement, cette partie devint aussi saine qu'auparavant; mais malgré les médications internes que ces messieurs firent prendre au malade, le vice n'ayant fait que changer de place, se jeta peu de temps après sur l'arrière-bouche, et, nonobstant la continuation des remèdes, dévora la luette, les amygdales et le voile du palais. Le malade désespéré vint me trouver; il m'invita à conférer sur son état avec M. Jean Roi et les docteurs ci-dessus.

Après un mûr examen des accidents primitifs et de l'état actuel du malade, je lui promis une guérison radicale. L'usage de mon spécifique, pendant deux mois et demi, a rempli son attente et la mienne. Il en a pris dix bouteilles.

Nota. Ce malade est retourné dans le sein de sa famille ; sa femme et ses enfants jouissent en apparence de la plus belle santé, quoique je ne les croie pas dans un état très sain.

Dix-huitième. — Un homme de loi, demeurant rue Montmartre, était tourmenté de maux syphilitiques auxquels s'étaient joints des gonflements considérables aux malléoles et aux talons, qui lui faisaient souffrir les plus vives douleurs, surtout depuis qu'il avait pris des eaux d'un empirique italien, nommé *Poliny.* Ce malade était dans un état de marasme le plus complet ; une fièvre lente, des douleurs colliquatives faisaient désespérer de sa guérison. Plusieurs médecins furent consultés, entre autres le célèbre Corvisart, qui lui conseilla l'usage de mon rob ; il a été guéri en deux mois et demi, et jouit depuis lors de la meilleure santé.

Dix-neuvième. — Environ deux mois avant les hostilités avec la Prusse, l'aide-de-camp d'un de nos généraux, affligé depuis longtemps d'un ulcère à la gorge, que les meilleurs chirurgiens de l'armée n'avaient pu guérir, se rendit chez moi pour se délivrer d'un mal d'autant plus grave, qu'il pouvait à peine avaler ses aliments ; son état était des plus alarmants. Dix bouteilles de rob lui ont sauvé la vie, il est parti pour l'armée où il s'est couvert de gloire. Promu à un grade supérieur, il m'a écrit pour m'annoncer son avancement. J'ai appris qu'il a eu le bonheur de n'être point blessé, et qu'il n'a jamais joui d'une aussi bonne santé.

Vingtième. — Une nourrice de la commune de Pugey, département du Doubs, était, depuis quatre ans, atteinte du virus vénérien, et depuis vingt mois elle gisait sur son misérable grabat, pour avoir été infectée par un nourrisson qui mourut cinq jours après qu'elle lui eut donné le sein. Le système glandulaire s'était d'abord engorgé, ensuite une plaie générale avait couvert tout le corps ; de profonds ulcères, d'un pouce jusqu'à trois, se multiplièrent ; les chairs furent rongées jusqu'aux os ; le mercure avait déjà perdu un œil, attaqué l'autre, et racorni tous les nerfs ; cette malheureuse n'attendait et ne soupirait plus qu'après la mort, quand l'honnête et charitable pasteur de cette commune, animé de ce vrai sentiment d'humanité qui distingue ceux de son état, réclama la bienfaisance de ses voisins, la seconda lui-même avec ses faibles moyens, et me fit part de la déplorable situation de cette infortunée. Je me hâtai de lui faire passer treize bouteilles de mon rob antisyphilitique, qui l'ont rendu en deux mois et demi à la vie et à sa famille ; elle jouit à présent d'une brillante santé.

Voici la lettre que m'a écrite à ce sujet le respectable curé de sa paroisse :

« Monsieur,

« Si j'ai mis tant de retard à répondre à l'honneur de votre lettre, c'était afin de pouvoir vous faire part de l'heureux effet de votre spécifique, dont notre victime infortunée du mercure a fait usage. Son œil va mieux ; la vue revient sensiblement chaque jour ; ses jambes sont totalement désenflées ; celle dont les nerfs étaient retirés s'allonge comme l'autre ; le pied pose tout entier à terre, elle marche sans béquilles dans sa maison ; tous ses ulcères sont cicatrisés ; les chairs dans les bras et le corps, depuis le menton jusqu'aux jarrets, recroissent déjà, et sous peu elles en feront de même aux jambes.

« Au commencement du traitement, elle n'a point eu de transpiration, du moins sensible ; dans la suite, les sueurs ont été abondantes ; effet peut-être de la grande scrofulaire. Notre chère malade, guérie aujourd'hui à l'aide de vos bienfaits, ainsi que toute sa famille, son mari surtout, me chargent de vous témoigner leur respectueuse reconnaissance, et de vous assurer qu'ils ne cesseront de prier Dieu pour votre conservation. J'ai l'honneur de vous prier de vouloir bien aussi en agréer toute ma gratitude.

« Comme vous désirez insérer dans vos observations la guérison de cette femme, je joins ici son nom : elle s'appelle *** (1), âgée de vingt-huit ans, commune de Pugey, département du Doubs, canton de Boussières, arrondissement de Besançon. Comme il pourrait arriver que ma lettre du 7 septembre dernier ne fût plus entre vos mains, je vais vous rappeler, en précis, la cause de sa maladie, et la suite du traitement mercuriel.

« Il y a eu quatre ans au mois de mars dernier qu'elle donna le sein à un enfant gâté, qui mourut au bout de cinq jours ; trois mois après, un bouton de la grosseur d'une tête d'épingle parut au sein ; trente fois dans le jour elle enlevait la petite croûte, ainsi pendant une quinzaine de jours, après lesquels il disparut. Quinze autres jours après, elle sentit sous l'aisselle comme une glande qui se répandit sur le sein et s'ouvrit ; le médecin appelé, y reconnaissant la maladie vénérienne, la traita d'abord par les petits remèdes mercuriels, ensuite par les grands.

(1) Je ne me suis jamais permis de nommer personne, même malgré les instantes prières de quelques malades.

« Tout le succès de ce remède fut de faire perdre un œil à cette infortunée, lui raccourcir les nerfs des jarrets, et la couvrir de plaies depuis la plante des pieds jusqu'au menton. Voilà son état jusqu'au moment où elle a commencé à prendre le rob; elle en aura pris treize bouteilles quand elle aura fini les trois que vous lui avez envoyées en dernier lieu.

« Une autre femme de ma paroisse, voyant l'effet de votre rob, et l'inutilité des remèdes de plusieurs médecins et chirurgiens, pour un cancer occulte et adhérent au sein droit, m'a prié instamment de vous faire part de sa triste situation; elle a conçu une si grande confiance en vous, qu'elle espère y trouver aussi sa guérison.

« Tout son corps est dans la souffrance; un point au côté opposé surtout, et le mal de tête, ne la quittent point; les vésicatoires au cou et au côté n'ont diminué ni l'un ni l'autre. Veuillez, Monsieur, me faire part des remèdes nécessaires en pareil cas, et me croire pour la vie, avec une respectueuse reconnaissance, etc.

« *Signé* VERDOT, curé de Pugey. »

Vingt et unième. — M. Vidal, chirurgien distingué, demeurant à l'Arsenal, avait donné des soins infructueux à un homme respectable, âgé d'environ cinquante ans, né valétudinaire, et cruellement tourmenté par la révolution. Ce malade avait été traité pendant longtemps, et sans succès, dans la ville où il demeure, par un médecin très recommandable. Il me fut adressé par M. Vidal, et se rendit chez moi ayant un ulcère considérable avec carie à la voûte palatine, un ozène qui l'infectait et lui faisait salir douze ou quinze mouchoirs par jour. Ces accidents étaient accompagnés de coliques néphrétiques et de suppresion d'urine. Il y eut exfoliation de la carie, qui laissa un trou de la largeur d'une pièce de vingt-quatre sous. Depuis l'exfoliation, les aliments sortaient par ce trou, et se répandaient sur la lèvre supérieure, de sorte qu'il était obligé de se pencher fortement en arrière pour pouvoir avaler. Dans l'espace de trois mois, cette large ouverture s'est fermée. Il a été parfaitement guéri avec quatorze bouteilles; ce nombre a été nécessaire à cause de la longue interruption du traitement, occasionnée par les coliques néphrétiques. La santé de ce malade est aujourd'hui parfaite.

Vingt-deuxième. — Un artiste célèbre d'un des premiers théâtres de la capitale, après avoir essuyé plusieurs traitements infructueux, se présenta chez moi dans un état effrayant de maigreur : il portait sur la tempe gauche et sur la paupière inférieure du même côté, deux ulcères prêts à se réunir, et larges comme un petit écu; sa paupière était presque détruite; de gros bourgeons charnus, qui paraissaient cancéreux, couvraient sa tempe, et rendaient épouvantable l'aspect de ce malade, ce qui le réduisait au désespoir. Je l'engageai à rester chez moi, en lui promettant une guérison parfaite. Après trois mois de traitement, tous ses maux furent guéris; il jouit depuis ce temps de la plus brillante santé, et me donne très souvent des marques de sa vive reconnaissance.

Vingt-troisième. — Le nommé B., ouvrier imprimeur, ayant été conscrit, avait éprouvé plusieurs traitements dans les hôpitaux, et avait été renvoyé comme incurable. Il avait quinze ulcères vénériens et scrofuleux sur toute la poitrine, et principalement sur le sternum, qui avait résisté à tous les moyens imaginables. Il me fut adressé par M. de Gerando, alors secrétaire-général du ministère de l'intérieur, et guérit parfaitement par l'usage du rob, combiné avec les antiscrofuleux.

Vingt-quatrième. — Un administrateur des vivres de l'armée, attaqué de la maladie la plus grave, et traité par plusieurs médecins pendant trois ans, était réduit à la dernière extrémité par un ulcère gangréneux qui occupait le sacrum, avait déjà rongé les téguments ainsi que les muscles, dénudé entièrement le coccyx, et atteint les apophyses de l'ischium. Tous ces accidents, accompagnés de fièvre et de diarrhée, avaient mis le malade dans le plus grand danger : il a été guéri dans l'espace de trois mois par l'usage du rob, aidé des pansements convenables.

Vingt-cinquième. — Un monsieur avait depuis sept mois un ulcère à la gorge, et des boutons sur le nez ayant l'aspect des pustules. Après avoir pris quelques remèdes antivénériens, cent bains et autant de bouteilles de tisane et de sirop de bardane, le sublimé en pilules, sans éprouver aucun soulagement ni aucun changement dans l'état des symptômes, il fit encore seize frictions mercurielles sans succès. On lui conseilla le rob ; au bout de six bouteilles tous les symptômes disparurent ; huit bouteilles complétèrent et assurèrent sa guérison.

Vingt-sixième. — M. G., adjudant, attaqué depuis trente mois d'une maladie vénérienne, traitée trois fois par divers praticiens qui lui administrèrent les frictions et pilules mercurielles, la liqueur oxygénée, sans aucun succès, se décida à faire le traitement du rob. A cette époque, il avait des dartres enflammées et douloureuses sur différentes parties du corps, des exostoses aux jambes, aux bras, au front, un gonflement considérable au genou, et douleurs aux autres articulations. Son état de débilité lui empêcha de prendre la dose ordinaire du rob ; il commença à celle qui est prescrite pour les femmes. A la troisième bouteille, le malade éprouva un mieux marqué ; à la sixième, un grand changement favorable ; peu à peu tous les symptômes disparurent, et douze bouteilles le guérirent entièrement.

Vingt-septième. — Après quinze jours d'un commerce avec une femme suspecte, un monsieur eut à la gorge une inflammation qui augmenta tellement, qu'en moins de quelques jours il perdit entièrement la parole, ne pouvait opérer la déglutition qu'avec grande difficulté et douleur extrême : les gargarismes astringents et rafraîchissants furent employés sans apporter aucun amendement ; enfin il se forma bientôt un vaste ulcère au voile du palais, qui jugé vénérien. fit prescrire au malade douze bains, huit frictions mercurielles, et la liqueur de Van-Swieten pendant quarante jours. Ce traitement arrêta les progrès de l'ulcération ; mais une salivation survint, et dura cinq mois. Les selles étaient rares et pénibles, mêlées de sang. Le malade entra alors à l'hôpital de Bruxelles, prit encore dix-huit frictions ; et quatre-vingt-dix-neuf jours de traitement lui firent croire qu'il en sortait guéri. Quelques jours après, de nouveaux ulcères parurent à la gorge ; il les toucha avec l'acide sulfurique et la solution mercurielle. Il arriva à Paris avec un chancre qui s'étendait de l'extrémité de la langue jusqu'à sa base, un gonflement considérable des gencives, accompagné d'une salivation abondante qui dura plusieurs semaines. Telle était la position de cet infortuné quand il se décida à faire usage du rob. Dix bouteilles et deux mois de traitement le guérirent radicalement.

Vingt-huitième. — Un monsieur, âgé de trente-cinq ans, d'une complexion faible, militaire depuis l'âge de vingt ans, gagna des chancres au gland, dont trois situés près du frein qu'ils détruisirent bientôt. Ils furent traités par l'onguent mercuriel et la pierre infernale, cicatrisèrent en quelques jours, et le malade se crut guéri. Depuis lors, toutes les fois

qu'il approchait des femmes, il en résultait toujours des excoriations au gland et au prépuce. Enfin, au bout d'un mois,
un nouveau chancre reparaît sur le gland, accompagné de
boutons ulcérés à l'anus, rendant une eau roussâtre et d'une
odeur infecte. Nouveau traitement par le sirop de Cuisinier
avec addition de sel mercuriel; mais pendant celui-ci, il
éprouve des maux de tête affreux, la chute des cheveux et
des sourcils, des selles sanguinolentes, des douleurs articu-
laires, principalement aux bras. On prescrit les frictions ; et,
pour remédier aux maux de tête, regardés comme nerveux,
l'infusion de tilleul, les bains de pied, les sangsues : mais le
mal ne cédant pas à ces moyens, on eut recours à la solution
mercurielle. Au bout de quelque temps de ce nouveau traitement, les douleurs de tête cédèrent un peu, et le malade fut
moins faible ; mais les douleurs dans les bras étaient toujours aussi violentes, et le privaient de leur usage. Cet état
dura ainsi neuf mois, lorsqu'une fièvre tierce survint avec
coliques violentes. Le quinquina administré dissipa la fièvre ;
mais les accidents dépendants de la cause première subsis-
taient encore. Une exostose, grosse comme un œuf de pigeon
au côté gauche du coronal, et une autre moins considérable,
située au-dessus de l'œil du même côté, qui empêchaient de
l'ouvrir entièrement, vinrent encore aggraver l'état déjà fâcheux du malade. C'est alors que le rob fut conseillé et commencé tout aussitôt. Neuf bouteilles dissipèrent les exostoses,
et douze achevèrent la guérison.

Vingt-neuvième. — Un employé des ponts et chaussées
gagna un chancre à la verge, fut traité par le mercure pendant trois semaines, et parut guéri. Six mois après, un petit
bouton rouge survint à l'extrémité du nez ; le malade n'y fit
aucune attention pendant six autres mois ; alors son inquié-
tude le conduisit vers un chirurgien qui lui administra de

nouveau le mercure à l'intérieur et à l'extérieur. Dans cet état, le malade contracta sans doute une nouvelle maladie, puisque deux chancres se montrèrent dans le lieu primitivement affecté, et qu'il survint un bubon dans l'aine droite. Le traitement mercuriel fut repris, et suivi pendant trois mois. Tous les symptômes disparurent, excepté l'ulcère au nez, qui, au lieu de diminuer, fit de nouveaux progrès. Il résista à divers autres traitements. Cinq ans se passèrent ainsi, lorsqu'une dernière administration du mercure produisit du mieux, et finit même par amener la cicatrice, en laissant seulement une rougeur au nez, aux joues, à la lèvre supérieure. Le malade se maria. Au bout d'un an, l'ulcère s'ouvrit de nouveau, et s'étendit bientôt à toutes les parties primitivement affectées. Le nez offrait une perte de substance considérable à la partie inférieure. Le traitement mercuriel fut encore entrepris, et trois mois n'amenèrent aucun changement. Le malade se décida à prendre le rob, et quatorze bouteilles opérèrent la guérison radicale. Depuis ce temps, sa santé a toujours été bonne.

Trentième. — Un militaire, âgé de vingt-huit ans, gagna un chancre à la partie inférieure du gland. Il le brûla, et ne fit aucun traitement. Quatre mois après, plusieurs exostoses se montrèrent au côté gauche de la tête, avec surdité du même côté, et douleurs violentes. Le malade commença le rob, et dix bouteilles le guérirent complètement.

Trente et unième. — Une dame, âgée de quarante-cinq ans, d'un tempérament lymphatique, était affectée d'une exostose depuis quatre ans. Celle-ci occupait le tiers moyen du tibia droit. Plusieurs traitements mercuriels avaient été faits infructueusement. La tumeur osseuse était très douloureuse, les malléoles très gonflées, le sommeil presque nul, à cause de la violence des douleurs nocturnes. Une nouvelle exostose s'était développée depuis peu à l'os coronal près l'arcade surcilière gauche. Affaiblie par la maladie, et la quantité de remèdes qu'elle avait pris, elle fut mise à l'usage du rob. Huit bouteilles et la tisane de salsepareille, avec le régime prescrit, en deux mois lui rendirent la santé.

Ici se bornent les observations qui peuvent prouver suffisamment l'efficacité du rob antisiphilitique dans tous les cas vénériens. Ce remède est employé journellement, et les mêmes succès se répètent sans cesse.

Observations extraites du procès-verbal des malades soumis à l'expérience du faubourg Saint-Denis.

Première. — Un malade, outre les accidents graves ordinaires aux vénériens, était perclus de tous ses membres : il avait les organes de l'ouïe et de la vue attaqués : le procès-verbal dit que ce sujet, déclaré incurable, fut guéri en quarante jours.

Deuxième. — Il ne fallut que trois mois de traitement pour guérir sur un autre sujet un bubon gangréneux qui avait l'étendue de cinq pouces de long sur trois et demi de large, et qui avait fait juger le malade incurable. Sa guérison a été complète.

Troisième. — Soixante jours suffirent pour la guérison d'un malade qui, à la suite d'un autre bubon prêt à se résoudre, avait le visage couvert de dartres et de pustules en suppuration.

Quatrième. — Une suite d'accidents vénériens fort graves, comme chancres, porreaux, paraphimosis, crêtes à l'anus, bubons, maux de tête violents, pustules, toux opiniâtre, crachements de sang, ulcère à la gorge, avait affligé ce malade pendant douze ans ; il lui restait, lorsqu'il a commencé le rob, un ulcère aux amygdales et à la luette, des tubercules à la base de la langue, des douleurs insoutenables à la partie moyenne du bras droit, un engorgement aux glandes inguinales, à l'anus une crête.

Mon spécifique l'a guéri malgré son épuisement, quoique jugé incurable par les quatorze médecins qui ont suivi les expériences et rédigé les procès-verbaux.

Observations de deux cures opérées avec le rob composé par les commissaires de la Société de médecine.

Première. — Le premier malade avait vingt-quatre ans; il était sourd, du tempérament le plus délicat et le plus exténué; il avait une grande partie du gland rongé par un chancre, et le voile du palais presque tout emporté. Le rob ayant succédé à d'inutiles traitements mercuriels, la guérison radicale fut obtenue, et le malade n'eut plus à se plaindre de sa surdité.

Deuxième. — Un autre sujet avait eu pendant quatre ans des chancres et d'autres ulcères vénériens qui, par les traitements ordinaires, disparaissaient et reparaissaient à divers intervalles : il lui restait, à l'époque où le rob lui fut administré, divers chancres aux parties génitales, des engorgements aux glandes maxillaires, et des pustules sur presque toute la surface du corps, et particulièrement aux cuisses et au visage; le procès-verbal le déclare radicalement guéri.

Observation sur la guérison du serrurier Magniez, confié à mes soins par le ministre de l'intérieur.

Le ministre m'écrivit, le 8 fructidor an 4 (22 août 1794), la lettre suivante que je transcris littéralement :

« Le citoyen Magniez, compagnon serrurier, m'expose qu'il est attaqué d'une maladie vénérienne, pour laquelle il a plusieurs fois passé, mais infructueusement, par les remèdes mercuriels. Il annonce que vous lui avez donné l'espoir de le guérir : attendu qu'il serait dans l'impuissance d'acquitter les frais de ce nouveau traitement, il demande qu'il y soit pourvu par le gouvernement.

« L'état malheureux et l'infortune où se trouve le citoyen Magniez me déterminent en sa faveur ; je vous autorise à lui administrer votre remède, sous la condition, par vous généreusement souscrite, de n'en réclamer le prix devant le gouvernement qu'après avoir effectivement opéré la guérison radicale du malade, et suivant le taux porté par la soumission que vous avez faite, en l'an 2, pour le service des hôpitaux de la marine. »

Signé BENEZECH.

Le malade en faveur duquel cette lettre m'était adressée avait subi, pour une maladie vénérienne des plus graves et des plus invétérées, sept traitements divers par les méthodes mercurielles, dont deux à la Rochelle, un à l'hôpital de la marine de Rochefort, trois à Bicêtre, et un dernier à l'hospice des Capucins. Tous ces traitements, quoique administrés par des gens de l'art, lui avaient laissé des ulcères dans l'arrière-bouche, qui peu à peu avaient dévoré la luette, le voile du palais et les amygdales, outre des plaies accompagnées de carie sur le front, suivies d'une exfoliation du frontal plus large qu'un écu de six francs, un autre à l'omoplate droite qui était presque entièrement détruite. Le rob, pris avec constance pendant quatre mois, lui procura une guérison radicale, et le procès-verbal en fut signé par MM. Andry, Gastaldy et Lebreton.

*Observation sur la guérison du sieur Mitrecez, employé
à la police de Paris, et confié à mes soins par le même
ministre.*

Je reçus du ministre Benezech une lettre qui ne mérite pas
moins d'être transcrite que celle qui me recommandait le
traitement du sieur Magniez ; elle est datée du 9 prairial de
l'an 4 de la république (29 mai 1795) :

« On m'a rendu compte, citoyen, de l'état douloureux dans
lequel se trouve le citoyen Mitrecez, qui vous remettra cette
lettre, de l'impuissance où il serait de se procurer le rob antisyphilitique dont vous êtes auteur, et de l'offre que vous
faites de le lui administrer suivant le prix fixé par la soumission que vous avez souscrite au mois de frimaire de l'an 2,
pour le service des hôpitaux de la marine, mais sous la condition de ne réclamer aucune indemnité si, contre votre attente, le mal résistait au remède.

« L'intérêt qu'inspire le citoyen Mitrecez, et la confiance
que vous avez déjà obtenue, me déterminent à accueillir vos
propositions à son égard. Vous pouvez donc entreprendre sa
guérison. Je désire que le succès réponde à l'espoir de ce citoyen, et soit pour le gouvernement une preuve particulière
de l'efficacité de votre rob antisyphilitique. »

« Salut et fraternité, BENEZECH. »

Ce malade, que le ministre honorait de sa bienveillance,
avait, comme tous les sujets jugés incurables, traîné son
existence douloureuse depuis 1791, de souffrances en traitements mercuriels, et de traitements mercuriels en de nouvelles souffrances ; le dernier qu'il subit à l'hospice des Capucins lui fit perdre l'œil droit ; l'infortuné, réduit au désespoir par son demi-aveuglement, par ses douleurs de tête

lancinantes, par l'impossibilité où il était de marcher à cause de son exostose à la jambe droite, se livra avec confiance au traitement par le rob : son attente fut parfaitement remplie; et MM. Andry, Gastaldy et Lebreton, qui avaient certifié la cure précédente, constatèrent la maladie du sieur Mitrecez et sa guérison.

Les remercîments que m'adressa à ce sujet le ministre de l'intérieur sont contenus dans la lettre suivante, en date du 19 prairial an 4 de la république (5 juin 1796),

« J'ai reçu, citoyen, avec votre lettre du 4 de ce mois, les procès-verbaux qui constatent la guérison parfaite des deux individus dont le traitement vous a été confié par mes ordres. Ce succès, vu l'état désespéré de ces malades, donne de l'efficacité de votre méthode la nouvelle certitude que j'avais besoin d'obtenir. Il ajoute à la confiance que les suffrages des médecins distingués dont vous avez mis le rapport sous mes yeux lui avaient depuis acquise.

« Vous renoncez volontairement au prix de votre remède et de vos soins. Ce désintéressement honore votre civisme, en même temps que vos connaissances et votre zèle pour l'humanité.

« Salut et fraternité,　　　　　　　　　BENEZECH. »

Observation sur la guérison d'un malade confié à mes soins par le directoire exécutif.

Le procès-verbal porte que le sujet, d'abord officier aux chasseurs de Cassel, et ensuite officier au 3ᵉ bataillon de la 1ʳᵉ demi-brigade de la légion de police de Paris, a été adressé par les médecins Andry, Jouenne et Lebreton.

Il en résulte que le malade avait été infecté dès le 15 avril 1793; que le vice vénérien ayant fait les plus grands progrès, il se fit traiter par les frictions et autres méthodes mercurielles aux hospices de Nantes, d'Angers, de Rennes et de Tours ; que tous ces moyens s'étant trouvés infructueux, il subit trois autres traitements où les gens de l'art les plus renommés déployèrent vainement toutes ses ressources. Désespérant de sa guérison, il vint chercher à Paris, non de nouveaux remèdes, mais des consolations : le Directoire, auquel deux députés l'adressèrent, fit constater son état par le conseil de santé ; à cette époque, il avait la fièvre tous les soirs, il éprouvait des douleurs insupportables dans l'oreille : et un ulcère rongeur avait détruit les cornets inférieurs du nez, les piliers antérieurs et postérieurs du voile du palais et les amygdales.

Ce malade, jugé incurable, a été guéri parfaitement par le rob ; et voici l'attestation littérale envoyée à cet effet au Directoire :

« Nous, officiers de santé, attestons avoir visité ce jour le citoyen L*** chez le sieur Boyveau-Laffecteur ; nous estimons sa guérison complète d'après la santé dont il jouit, et la disparition des symptômes détaillés et énoncés ci-dessus.

« Paris, le 1er ventose de l'an 4 de la république française (20 février 1795).

« Lebreton, Andry. »

« Nous nous réunissons aux officiers de santé ci-dessus désignés, pour attester la vérité des faits énoncés dans le présent procès-verbal.

« Eschassériaux jeune, Jouenne,
« représentants du peuple. »

ADMINISTRATION DU ROB.

L'expérience acquise depuis cinquante ans que le rob est en usage dans les deux mondes, a démontré qu'on pouvait ou plutôt que l'on devait en modifier l'administration.

Boyveau-Laffecteur suivait lui-même des errements semblables à ceux que nous allons indiquer, dans ses consultations et dans celles données de vive voix.

Au reste, cela doit être une conséquence de ce principe, qui veut qu'en thérapeutique il n'y ait pas de méthodes absolues. Il serait difficile de comprendre que la même manière de procéder pût s'appliquer indistinctement à tous les malades. Une des premières lois de l'art prescrit au médecin, lorsqu'il fait l'emploi d'un remède quelconque, de tenir soigneusement compte de l'âge, de la constitution, du sexe et des lieux où habite le malade. Hippocrate a fait de cette proposition le sujet d'un de ses aphorismes.

Maintenant il faut qu'on sache bien que les modifications apportées dans l'administration d'un remède ne change nullement ses bases s'il est composé, et ne sauraient altérer ses propriétés lors même qu'il serait à l'état de plus grande simplicité.

Ainsi, en admettant que les doses du rob dussent changer, en vertu de quelques motifs semblables à ceux indiqués précédemment, la médication dont nous parlons ne perdrait rien de sa puissance curative sur les organes malades.

Quant aux accessoires du traitement, ils doivent subir de la manière la plus explicite les lois invoquées en faveur du traitement lui-même.

Maintenant, si nous faisons un moment abstraction du principe fondamental qui doit régir tous les actes des praticiens éclairés, nous trouverons encore d'irréfragables raisons pour justifier les modifications apportées dans l'administration du rob. Nous nous hâtons de faire observer d'ailleurs que les changements dont il va être question ne portent que sur des choses de détails sans valeur réelle.

Mais, nous le répétons, il fallait que ces changements eussent lieu, à moins de se rattacher à la sainteté des coutumes inamovibles qui sont aux sciences ce que les plus grossières croyances sont aux religions.

Depuis cinquante ans que Boyveau faisait l'application de son rob, il était constant que la revue rétrospective du temps écoulé soumettait à l'observation les phases changeantes de nos mœurs générales, de nos usages particuliers, de notre hygiène domestique, de nos impressions enfin, si nous examinons les atteintes portées au caractère national.

Citerons-nous quelques exemples décisifs ? Autrefois on dînait à midi, et on soupait à l'heure où nous dînons aujourd'hui. On portait des habits de saisons, et l'on était esclave de mille coutumes privées, qui avaient force de loi dans tous les actes de la vie. Mais ce qui forme une incroyable opposition avec l'époque moderne, c'est aujourd'hui la turbulence des idées, les agitations incessantes de l'existence s'écoulant jadis dans ce calme plat, qui décèle l'état négatif de toute passion violente. Or, la médecine qui est une science essentiellement progressive, doit comprendre qu'il y a un lieu réel entre les maladies du corps politique et celles du corps humain.

MÉTHODE D'ADMINISTRATION DU ROB ANTISYPHILITIQUE.

Préparation commune à tous les malades.

Le malade qui se dispose à subir le traitement par le rob ;
doit se soumettre aux précautions suivantes pendant trois
jours :

Premier jour. — On boit quelques verrées d'une tisane
d'orge, de chiendent, ou de chicorée sauvage, selon les indications. On observe une diète légère : le vin pur, les liqueurs, le café et les crudités sont absolument interdits.

Deuxième jour. — Si le malade était d'un tempérament
sanguin pléthorique ; qu'il fût sujet aux hémorrhoïdes, à une
hémorrhagie périodique ou non, enfin qu'il y eût une disposition inflammatoire prononcée, une saignée ou l'application
des sangsues à l'anus deviendraient utiles selon le cas.

S'il y a amertume accidentelle de la bouche, langue limo-
neuse, ou que ces symptômes se rattachent au tempérament
bilieux du malade, alors on doit prendre un vomitif. Ce jour-
là, soit qu'on ait été saigné ou que l'on aît pris un émétique,
on fera diète : le soir seulement un bouillon ou une soupe
légère, sera donnée : la nature des tisanes est la même pendant les deux jours dont nous parlons.

Troisième jour. — Que le malade se soit fait saigner ou
non, qu'il ait pris un vomitif ou non, il se purgera.

Le genre de purgation doit varier suivant les diverses
conditions dans lesquelles se trouve le malade. Lorsqu'il
n'y a pas d'indication particulière à remplir, la boisson purgative la plus convenable, et qui convient à presque tous les
sujets, est l'eau de Seldlitz que l'on prend par verrées de demi-
heure en demi-heure, jusqu'à effet purgatif.

Les personnes très irritables, ou les femmes pourront adopter le mode purgatif suivant :

P. : Emulsion commune.... 150 grammes.
Résine de jalap .... 60 centigrammes.
Jaune d'œuf, n° 1/2....
Eau de fleurs d'oranger. *quantité suffisante.*
Sucre............... *quantité suffisante.*

F. s. 1. Une émulsion purgative que l'on prendra de demi-heure en demi-heure, jusqu'à effet purgatif : du moment que les selles commencent, on cesse de prendre les doses restantes du purgatif.

On peut remplacer la potion précédente par celle-ci :

Manne............... 2 onces (60 grammes.)
Follicules de séné...... 2 gros (8 grammes.)
Sulfate de potasse...... 2 gros (60 grammes.)

On verse dessus le tout un verre d'eau ; on laisse infuser pendant toute la nuit ; on passe le lendemain matin à travers un linge. Cette purgation doit être prise froide.

On favorise l'effet purgatif, en buvant un peu de thé léger, de bouillon aux herbes, ou une infusion légère de fleurs de camomille ; particulièrement pour les personnes nerveuses.

On débarrasse les intestins des enfants, en leur administrant un sirop purgatif, par cuillerées de quart d'heure en quart d'heure. On choisira parmi les sirops de *pomme composé, de roses pâles, de fleurs de pêchers, de chicorée, etc.*

Les enfants nouveau nés ne doivent guère prendre que ces sirops, à la dose de demi-cuillerées, à café, chaque demi-heure ; on s'arrête aussitôt que le ventre s'ouvre.

Ceux qui auraient une irritation intestinale, plus ou moins

prononcée, ou qui se trouveraient dans l'impossibilité d'avaler un médicament quelconque, par suites d'aphthes, ou d'ulcération d'une autre nature sur la muqueuse buccale, devront attendre le temps nécessaire pour amener dans leur état une modification favorable.

Le jour où les malades se sont purgés, ils doivent vivre d'aliments très légers.

Administration du rob pour les hommes.

Le lendemain de la purgation, le malade doit commencer le rob : il le boira froid et à jeun. Les personnes malades depuis longtemps, ou affaiblies par de longs traitements, doivent fractionner les doses.

Dans la grande généralité des cas, la dose du rob est de quatre à six cuillerées le matin et autant le soir.

La tisane de salsepareille, accessoire obligé du traitement, se prend concurremment avec le rob d'après la répartition suivante :

Six heures du matin : Première dose du rob, c'est à dire quatre à six cuillerées à bouche (on prend le rob pur ou étendu dans un demi-verre de tisane de salsepareillle.

Huit heures : Un verre de tisane de salsepareille.

Neuf heures :   Idem.

Neuf heures et demie :   Idem.

Dix heures :   Idem.

A dix heures et demie ou onze heures le malade déjeunera : il ne prendra que du pain rassis et bien cuit, une côtelette de mouton grillée, deux petites au plus, ou l'équivalent en bœuf, mouton, volaille, veau rôti ou grillé : il ne prend pour boisson que sa tisane pendant tout le temps du traitement.

Les aliments que l'on vient d'indiquer peuvent être remplacés par du poisson grillé, frit, à l'huile, ou cuit à l'eau ;

des œufs à la coque, ou bouillon ou à l'eau ; le laitage est défendu.

Le malade se repose complètement quatre heures, y compris le temps du repas ; s'il a soif, il boira de la tisane sudorifique.

Il reprend ensuite son traitement ainsi qu'il suit :

Trois heures : Deuxième dose du rob, c'est à dire six cuillerées à bouche.

Cinq heures : Un verre de tisane de salsepareille.

Cinq heures et demie :   Idem.

Six heures :   Idem.

A six heures et demie ou sept heures, le malade dîne à peu près comme il aura déjeuné, en prenant de plus un potage au gras.

On observera constamment le même régime pendant tout le temps du traitement. On peut bien changer les heures de l'administration du rob, mais il est essentiel de mettre les mêmes intervalles entre le rob, la tisane et les repas. Le soir avant de se coucher on peut boire un verre d'eau sucrée.

La tisane de salsepareille se prépare ainsi :

Prenez la salsepareille coupée et lavée,

En hiver .... 2 onces (60 grammes).
En été............ 1 once 1/2 (45 grammes).

Faites bouillir dans deux litres d'eau, et faites réduire d'un quart.

On doit se servir pour la tisane de verres de table ordinaire ; mais comme la capacité de ces verres n'est pas toujours la même, nous déterminerons à quatre onces (120 grammes), la contenance d'un verre : Il faut donc que le malade boive dans la matinée douze onces de tisane, et autant le soir.

Le séjour du lit, le matin, est une chose avantageuse ; celui de l'appartement est indispensable, surtout pendant l'hiver.

Dans cette dernière saison, moins favorable que les autres, le malade ne doit pas quitter la chambre dont la température doit être douce et uniforme. Il fera bien de se vêtir de flanelle des pieds à la tête. Dans le temps chaud, de midi à quatre heures, il peut faire une promenade, en ayant le soin de ne point s'exposer au courant d'air, il ne doit pas faire d'exercice forcé ni risquer d'être mouillé.

Il prend ordinairement quatre bouteilles de suite sans rien changer au régime, excepté de diminuer la dose du rob, si le ventre est trop relâché. Après la quatrième bouteille, il suspend l'usage du remède durant quatre ou cinq jours. Pendant ce temps, il continue sa tisane comme auparavant, en commençant à la boire dès le matin en s'éveillant, et quatre heures après le dîner. Il ajoute à la nourriture prescrite une soupe ou un potage au déjeûner et au souper. Ce repos permet au malade de prendre quelques forces, remet son estomac, et donne enfin au rob une nouvelle activité pour la fin du traitement.

Le soir du dernier jour de ce repos, il est important que le malade se contente d'une soupe ou d'un potage ; le lendemain il reprendra le rob à la même dose et de la même manière jusqu'à la fin du traitement.

Le nombre de bouteilles de rob nécessaire varie suivant le cas. Ordinairement huit bouteilles complètent le traitement ; mais il arrive souvent que la gravité de la maladie, son ancienneté, forcent de pousser jusqu'à dix, douze et même davantage.

Le traitement achevé, il est indispensable que le malade continue encore la tisane de salsepareille pendant une quin-

zaine, et en suivant le même régime que dans le repos indiqué.

Il augmentera graduellement la quantité de ses aliments,
se privera encore de vin, et s'astreindra enfin au régime de
convalescence. A la fin des quinze jours, il se préparera à la
purgation, en buvant, pendant doux ou trois jours, la tisane
de chicorée sauvage et d'orge mondé. Enfin, il se purgera
comme il l'a fait avant de commencer le traitement.

Tous les pansements se feront simplement avec la charpie
et l'eau de guimauve. Les lavements seront utiles, employés
de temps à autre, pour entretenir la liberté du ventre.

Lorsque le malade est dans un état de dépérissement qui
ne lui permet pas l'usage des viandes rôties, on peut y substituer les soupes, les potages de vermicelle, le riz, le sagou,
le salep, la fécule de pomme de terre, au gras ou à l'eau sans
beurre, mais seulement avec un peu de sucre, les pruneaux
bien cuits. Dans ces cas facheux, on joint au rob quelques
médicaments toniques qui n'en peuvent contrarier l'effet, et
dont le choix est laissé à l'expérience du praticien. Lorsque
les forces sont rétablies, il est bon de cesser leur usage.

Les femmes attendront, pour commencer le traitement,
deux ou trois jours après le flux menstruel, à moins que le
cas ne soit pressant ; mais une fois ce traitement commencé, l'apparition des règles n'indique pas de l'inter-
rompre.

Administration du rob pour les femmes.

Il y a un principe dont l'application est sans exception pour
es femmes : c'est que pendant la durée de la menstruation,
elles doivent s'abstenir de tout traitement.

La grossesse n'exclut pas l'usage du rob. La femme en-
ceinte se trouve au contraire placée dans les conditions les

plus favorables, si l'on est fondé à croire que l'enfant doit participer à l'infection qui a atteint la mère.

Il y a toutefois quelques remarques essentielles à consigner à ce sujet, et ce que nous avons à dire pour la grossesse, nous conduit à parler de l'état nerveux en général chez les femmes.

Tout le monde sait que pendant la gestation, les fonctions ne s'accomplissent pas toujours comme dans l'état ordinaire. Ainsi les vomissements, souvent opiniâtres, les dégoûts, les caprices, les appétits bizarres ; quelques phénomènes simulant certaines affections, tels que la toux, des éruptions particulières de la peau, des douleurs vagues, ou localisées dans une seule région du corps et tant d'autres choses trop longues à énumérer, dépendent d'un trouble dans l'innervation dont la grossesse est l'unique cause.

Il est de toute évidence que ces divers états exigent des modifications plus ou moins étendues, dans le cours du traitement : nous ne parlerons ici que des cas qui se présentent le plus constamment.

Le mode d'administration du rob est pour les femmes, absolument semblable à celui des hommes quant à la répartition des heures ; les doses seules varient.

Deux ou trois cuillerées à bouche, pour la première dose, et autant pour la seconde, telle est la quantité déterminée, comme règle générale, mais on pourra diminuer ou augmenter selon la force des femmes.

Ce qui a été dit sur le changement des heures de la prise du rob, et celui des repas, est particulièrement applicable aux femmes.

On pourra donc, en effet, transporter la répartition des heures, soit pour le régime, soit pour la prise du rob, et ce sera dans le but d'obtenir les résultats suivants :

Admettons qu'une femme vomisse toujours aux mêmes heures, soit affectée également périodiquement de dégoûts, de douleurs particulières, d'une envie invincible de dormir, etc., alors on changera avec un grand succès les heures indiquées pour l'ensemble du traitement : sauf à trouver une autre répartition de temps équivalente à la première.

Si malgré ces moyens de conciliation, *l'état nerveux* de certaines femmes présentait des obstacles réels à la prise du rob, on y remédierait ainsi.

La susceptibilité de l'estomac étant très développée, et sa *tolérance* complètement négative, le rob, comme tout autre médicament, peut être rejeté, ou exiger une digestion longue, pénible, quelquefois douloureuse.

Dans ce cas, on pourra relever les forces gastriques, ou tromper la sensibilité nerveuse par quelques frictions à *l'épigastre.*

Indépendamment de ces moyens, et dans le cas où le rob occasionnerait des pesanteurs, on agira utilement en mettant quelques minutes d'intervalle entre l'ingestion de chaque cuillerée ; et en buvant après chacune d'elles, une gorgée ou deux d'eau édulcorée avec un peu de sirop d'écorces d'orange.

Les modifications du régime doivent coïncider avec celles que nous indiquons. On choisira donc parmi les aliments que l'on peut substituer à ceux de la prescription générale, ce que l'on croira devoir adopter pour activer et favoriser la digestion : le poisson et les œufs se recommandent particulièrement à l'attention des femmes ; la volaille sera par la même raison préférée à la viande de boucherie.

Les moyens les plus favorables seront employés pour donner, s'il est possible, au moral un calme parfait : on apportera au moins un soin extrême à éviter toutes espèces d'émotions ; en un mot tout ce qui peut jeter le trouble et le désordre dans les fonctions du système nerveux.

La continence est pendant toute la durée du traitement, un précepte avec lequel il n'est pas permis de transiger : un mois seulement après la cessation du traitement, on peut se regarder comme affranchi de la règle posée ici.

Administration du rob pour les enfants.

L'administration du rob peut présenter quelques difficultés, lorsqu'il s'agit surtout des enfants nouveaux nés. Ces difficultés paraîtraient dans certains cas insurmontables aux personnes qui n'auraient aucun guide pour sortir alors d'embarras.

Le rob se donnera à la dose de cuillerée à café aux enfants d'un an : on peut aller jusqu'à deux ou trois cuillerées, pour la première dose et autant pour la seconde. On fractionnera ces quantités, en mettant quelques minutes d'intervalle entre chaque cuillerée ; il sera peut-être nécessaire de fractionner même une seule cuillerée.

Quant aux nouveaux nés, il faut toujours choisir pour l'administration du rob, le moment qui précède les heures assignées pour la lactation. Alors l'enfant est en quelque sorte affamé, et on éprouve bien moins de peine pour lui faire avaler le rob. Il résultera d'ailleurs de cette méthode un avantage irrécusable. La lactation succédant à l'ingestion du rob, ce sera alors la *diète médicamenteuse* d'Hippocrate. On donne de une à deux cuillerées à café de rob, pour les nouveaux nés ; ceux qui paraissent très robustes, pourront en absorber jusqu'à trois et même quatre par jour.

Si l'on supposait que les difficultés pour avaler le rob

dépendissent de l'état du ventre, nous avons indiqué de quelle manière on doit purger les jeunes enfants.

En général, il faut éviter aux enfants et surtout à ceux qui se rapprochent de l'âge le plus tendre, la moindre impression du froid. En effet, le froid paralyse toutes les fonctions de l'enfant, et principalement celles des voies digestives.

Lorsqu'on craindra que le rob ne soit rejeté, des frictions faites avec la main chauffée par un feu ardent seront très utiles. Ces frictions s'exercent sur le ventre et l'estomac. Il faudra éviter soigneusement de ne pas tenir l'enfant la tête plus basse que le corps ; la position inclinée sur les genoux d'une grande personne, l'enfant étant couché à plat ventre, paraît en général la plus heureuse, et celle que l'expérience indique comme la plus agréable aux enfants. L'enfant à la mamelle et que l'on soumet à l'administration du rob, ne doit seulement prendre le *sein* que *toutes les trois heures* et *jamais* plus.

Si après les recherches les plus attentives, on trouvait l'enfant rebelle aux soins qu'on lui administre, et que rien ne pût démontrer un trouble quelconque dans les fonctions, nul doute alors qu'il existe une impression morale dominante. Cette proposition pourra surprendre, et on se demandera de quelle nature peut être une impression morale chez un enfant à la mamelle par exemple ? Eh ! bien, elle se rattache presque toujours à la jalousie. Cette remarque a été faite par saint Augustin qui a vu un nourrisson refuser obstinément le sein, par jalousie contre un autre enfant qu'on allaitait en même temps que lui.

On évitera encore que l'enfant ne soit distrait ou préoccupé par la vue d'un objet qui absorbe toute son attention ; il est démontré par l'observation que dans ces moments, il est impossible de rien faire prendre aux enfants ; pas même le sein de la nourrice.

Les enfants au dessus de deux ans peuvent déconcerter les recherches les plus assidues, si les dérangements apportés dans leur santé tiennent à l'onanisme.

Lorsqu'on ne pourra rapporter à *aucune cause connue,* l'opiniâtreté d'un enfant pour prendre le rob, ou une autre préparation médicamenteuse, il faut diriger toutes ses investigations de manière à constater que le vice de l'onanisme existe ou n'existe pas.

QUATRIÈME PARTIE.

—

Les observations qui précèdent, sont de véritables archives médicales à l'aide desquelles le passé étant comparé aux époques les plus récentes, on retrouve le rob de Boyveau-Laffecteur avec l'immuable identité de ses propriétés curatives. Ce qu'on vient de lire, offre des exemples disséminés d'affections syphilitiques, observées dans leurs formes diverses, sans acception d'ordre méthodique quel qu'il soit : ce sont des faits pris au hasard, dans cet immense faisceau, résultant de la correspondance particulière de Boyveau-Laffecteur, d'un grand nombre d'observations communiquées, et enfin des consultations verbales.

Il est sans doute d'un haut intérêt de soumettre un remède tel que le rob, à ce rigide contrôle des faits passés, invoqués comme la contre'épreuve des faits actuels. C'est donc afin d'obtenir cet important résultat, que nous avons recueilli les observations suivantes. Elles ne remontent pas au delà de l'année 1839. Cette période de temps suffit pour offrir les exemples des guérisons qui sont le plus près de nous : la comparaison avec les époques antérieures s'établira d'elle-même.

Les observations consignées ici sont le résultat de quelques recherches particulières dont nous ne ferons qu'indiquer la nature.

En offrant au public cette nouvelle édition, l'idée dominante de l'auteur a été d'établir entre les observations les plus anciennes et les plus récentes, sur les effets curatifs du rob Boyveau-Laffecteur, un parallèle qui en fait ressortir la constante identité.

Pour arriver à cet important résultat, les moyens employés ont été fort simples. Nous avons fait un appel spécial à ceux de nos confrères avec lesquels nous sympathisons par une même conformité dans les goûts et dans le genre d'études. Nous leur avons instamment demandé de nous faire profiter des immunités de leurs relations nombreuses et étendues en médecine.

Ils devaient donc recueillir par toutes les voies possibles, des observations authentiques sur l'administration du rob Boyveau-Laffecteur. Le zèle de nos amis a été égal à leur ingénieux empressement pour satisfaire à nos désirs. Ils ont fait de la propagande à notre profit, et les observations nous sont arrivées de toutes parts.

La classification arbitraire que nous présentons, va au devant des questions qui sont le plus fréquemment adressées dans la pratique. Le choix des exemples a été fait avec un soin tel, que le malade puisse presque toujours dire : ma situation peut exactement se rapporter à l'observation des numéros 3, 5, 7, etc.

Ces explications nécessaires étant données, nous entrons en matière :

—

AFFECTIONS A L'ÉTAT AIGU SIMPLE.

Ordre des blennorrhagies, ou écoulements.

La blennorrhagie est l'inflammation uréthrale qui résulte

d'un commerce impur. La dénomination de blennorrhagie, qui est moderne, équivaut aux noms de *gonorrhée*, ou *chaudepisse*, consacrés anciennement.

La blennorrhagie selon les divers degrés d'intensité offre des phases assez nombreuses. L'inflammation de la muqueuse de l'urèthre peut être, dans les diverses progressions, comme 1 ou comme 100.

A l'état le plus simple, il y a écoulement plus ou moins abondant, et absence de douleur soit dans les érections, soit pendant l'émission de l'urine.

A l'état aigu médiocrement développé, l'urine est plus ou moins cuisante au passage, et il y a douleur légère, ou sentiment particulier de tension pendant les érections : l'écoulement présente pour la couleur et la quantité de différences très variables.

A l'état aigu intense, l'écoulement est très abondant, fortement teinté, jaune ou vert ; les cuissons sont des plus vives en urinant, et pendant les érections ; le premier jet de l'urine est surtout accompagné d'une sensation particulière au col de la vessie. Les dernières gouttes de ce liquide ramènent souvent une sorte de brûlure comme celle du fer chaud : le moment intermédiaire entre le premier jet de l'urine et le dernier est en général le plus tolérable eu égard à la douleur.

Etat aigu ultra-intense. Il y a fièvre locale et générale. L'écoulement peut être souvent infiniment moindre que dans les cas précédents, précisément à cause du développement inflammatoire. Les douleurs sont atroces au début, pendant l'accomplissement, et à la fin de l'émission des urines. Au moment des érections, la verge semble retenue par un lien intérieur ; il y a comme une lutte entre le sentiment qui tend à le développer, et l'obstacle qui s'y oppose. Avant d'uriner ou après, une matière muqueuse sanguinolente se montre parfois ; les glandes de l'aine sont douloureuses : l'état général coïncide avec cet orage inflammatoire. Il y a soif vive, brisure générale du corps, et par dessus tout, impression morale *spécialement* dépendante des affections de ce genre. Le malade se livre à de continuelles explorations sur lui-même, pour deviner ce qui se passe dans l'urèthre. Il presse souvent la verge entre les doigts, mal assurés qu'ils sont, par la crainte de réveiller la douleur. Enfin pendant l'émission des urines, il sent que la cuisson est plus ardente sur un de ces trois points : la portion uréthrale répondant à la prostate (glande qui embrasse le col de la vessie), la portion moyenne de l'urèthre ; dans la fosse naviculaire (portion de l'urèthre répondant à l'étendue du gland.

Chez les femmes, les symptômes dont nous venons de parler, sont d'une autre nature. Le siège de l'inflammation est rarement dans l'urèthre. L'écoulement blennorrhagique provient des diverses parties du vagin, et reconnaît souvent pour cause des ulcérations qui s'y trouvent développées.

(1839.) OBSERVATION N° 1.

M. D***, aspirant de marine de première classe, se présente au docteur... afin d'être débarrassé le plus promptement possible, d'un écoulement qui date de quatre jours. M. D..., attendu les circonstances importantes qui se rattacheront à sa position personnelle, lors de son retour en France, est hautement intéressé à une guérison prompte et sûre.

L'écoulement est modéré. Il y a absence de douleur en urinant, et dans l'érection : hors la sécrétion insolite de l'urèthre, M. D... n'éprouve aucun dérangement dans sa santé.

Mais les rapports qu'il a eus avec une femme de couleur, lui font regarder sa maladie comme d'une nature particulière. Le docteur a bientôt détruit cette prévention que rien ne justifie.

Le malade est mis à l'usage du rob. Les doses en sont modifiées d'après une méthode, dont on verra plusieurs fois l'application dans le cours de ces observations.

M. D... prend six cuillerées par jour : trois le matin et trois le soir ; avant la fin de la quatrième bouteille, tout est revenu à l'état normal. La cure a été obtenue en trois semaines, et le traitement, comme garantie décisive, s'est prolongé encore pendant huit jours.

(1840.) OBSERVATION , N° 2.

Anne R..., femme de chambre, près de se marier, ne peut expliquer l'écoulement dont elle se trouve affectée, que comme résultat des rapports secrets qui ont eu lieu entre elle et l'homme auquel elle doit s'unir. La nature de l'écoulement est caractéristique. Cependant des renseignements particuliers et décisifs, démontrent que la santé du prétendu est intacte. Ici se présente une question intéressante. La probité de l'homme suspecté est irrécusable ; celle de la femme de chambre ne peut, dans tous les cas, être jugée différemment. La blennorrhagie peut-elle donc se développer sans admettre aucun principe d'infection vénérienne? Ce point de doctrine vivement controversé, paraît être résolue affirmativement, et l'infection syphilitique, d'après l'école moderne, doit être reconnue la seule cause réelle de toute blennorrhagie.

Quoi qu'il en soit, la femme est soumise à l'application du spéculum ; l'écoulement blennorrhagique est constaté, mais attendu le peu d'intensité des symptômes, trois bouteilles de

rob font justice de la maladie. Le traitement qui a duré seu¡
lement quinze jours, a du surtout sa rapide efficacité à ce
que la malade l'a suivi avec une rare exactitude, et en temps
utile.

(1840.) OBSERVATIONS N° 5.

M. G*** étudiant à l'Université de Paris depuis deux mois,
où il s'est rendu pour affaires particulières. Après une nuit
passée dans les plaisirs, M. G*** au sixième jour à dater
de l'incident dont nous parlons, ressent un peu d'ardeur en
urinant. Il y a déjà symptômes d'écoulement, mais la sécrétion morbide de l'urèthre est si faible, qu'elle échappe à
l'attention de M. G***. Il prend donc le change sur la nature des cuissons pendant l'émission des urines, et ne croyant
avoir affaire qu'à un simple échauffement, il continue à peu
de chose près le même genre de vie que précédemment.

7e *jour*. — A partir de l'invasion de la maladie, érections
douloureuses, écoulement apparent; le linge est visible-
ment taché. Il y a quelques épreintes au fondement au moment des garderobes. L'urine est difficile au passage, mais
seulement par moment.

8e *jour*. — M. G*** fait appeler un médecin. La maladie est jugée de nature bénigne. D'après les instances du
malade, on se décide à employer d'emblée la méthode des
injections, comme étant la plus expéditive.

9e *jour*. — Il y a eu trois injections de pratiquées, l'inflammation s'est tout à coup montrée comme par explosion.
L'écoulement est supprimé complètement, mais voici quel
est le cortège de symptômes qui le remplace.

Douleur intolérable au moment d'uriner, érections fréquentes et douloureuses ; sentiment de constriction au col

de la vessie ; sensation analogue au moment des déjections; envie d'uriner presque continuelle : enfin les symptômes principaux qui décèlent une répercussion brusque , et consécutivement l'inflammation des voies urinaires.

10ᵉ *jour*. — On emploie sur le champ le régime tempérant. Eau d'orge miellée, diète sévère , eau de laitue le soir; lavements émollients que l'on fait garder au malade.

11ᵉ *jour*. — Le rob est administré à la dose de six cuillerées , trois le matin , trois le soir. L'écoulement reparaît d'abord sous forme de suintement, mais tout l'appareil inflammatoire a déjà disparu.

12ᵉ, 13ᵉ, 14ᵉ, 15ᵉ *jour*. — Le rob est donné aux mêmes doses , le régime a été seulement modifié quant à l'alimentation que l'on augmente un peu.

16ᵉ *jour*. — Guérison évidente. Le rob est continué pendant quinze jours encore, comme traitement indispensable de garantie.

(1841). OBSERVATION Nº 4.

M. A*** attaché à la légation de Bavière, s'aperçoit, après une nuit passée au bal , qu'il éprouve au méat urinaire un sentiment d'humidité non accoutumé. Il examine son linge, et le trouve légèrement taché ; en un mot un écoulement uréthral. Cependant la santé est intacte, et M. A*** sachant qu'il s'est échauffé sous l'influence d'un régime stimulant tel que celui des dîners priés , des bals , des courses à cheval, etc. M. A***, disons-nous, ne change rien à ses habitudes, et se contente de simples soins hygiéniques.

Le quatrième jour, à partir de l'invasion de la maladie, M. *** est réveillé brusquement au milieu de la nuit par une envie d'uriner des plus pressantes; mais lorsqu'il veut y satisfaire, sa surprise égale son effroi en voyant qu'il ne peut y parvenir. En vain il sollicite les contractions de la vessie, et se livre au plus douloureux travail sans qu'une seule goutte d'urine soit évacuée. M. A*** se remet au lit avec une sorte de désespoir. Une heure de temps est à peine écoulée, que des érections se succèdent fréquemment, et arrachent des cris au malade, à cause de la douleur déchirante qui les accompagne. Il y a, à la fois, sentiment de fer rouge dans le trajet de l'urèthre, et celui d'un déchirement qui serait exercé sur la muqueuse à l'aide d'un ongle de fer. Une soif vive s'allume, M. A*** ne peut plus rester au lit un seul moment, il se promène avec anxiété dans sa chambre, et malgré lui marche en tenant le corps plié, comme si le relâchement des muscles du tronc dût le soulager efficacement.

5ᵉ *jour*. — M. le professeur est appelé. Il reconnaît une gonorrhée des plus intenses. Prescriptions : cataplasmes de feuilles de pariétaire cuites, appliqués sur le bas-ventre, eau de grande consoude légère pour boisson, édulcorée avec sirop de gomme, une cuillerée de lait d'amandes douces pour le soir, diète absolue. Ces moyens purement accessoires constituent essentiellement le genre de médication adoptée par le cabinet de Boyveau-Laffecteur. On remarquera que les plus graves accidents sont conjurés par des moyens d'une excessive simplicité, et qu'au rob appartient, avant toutes choses, la véritable puissance curative dans les affections syphilitiques.

6ᵉ *jour*. — La nuit du cinquième au sixième a été des plus orageuses. Les envies d'uriner ont été continuelles. L'urine est arrivée goutte à goutte avec d'incroyables efforts, et ce sentiment de déchirure ardente dont on vient de parler. La verge est recourbée pendant les érections, et lorsqu'elles cessent, il s'écoule une quantité notable de mucosités sanguinolentes, résultat de l'effort exercé sur la muqueuse au moment du développement de la verge. Le régime tempérant est continué, on augmente seulement la dose des boissons, et dès le soir même de ce sixième jour, le rob est administré à la quantité de trois cuillerées.

7e *jour*. — Le malade a reposé sensiblement la nuit précédente. Les organes sont loin d'être montés sur un diapason aussi élevé que précédemment. Les avant-coureurs d'une détente générale se montrent déjà.

8e *jour*. — Progression vers le mieux.

9e, 10e, 11e et 12e *jour* — La progression continue.

13e *jour*. — Il y a encore écoulement, mais il est d'une nature toute différente que celle reconnue les premiers jours. Alors seulement le professeur ordonne la tisane de salsepareille, à peu près selon la méthode de Boyveau-Laffecteur (1). Le rob administré à la dose de six cuillerées par jour : trois le matin et trois le soir. L'amendement des symptômes étant chaque jour plus sensible, le malade marche sans encombre vers le dénouement de sa maladie, dont il guérit parfaitement après avoir consommé six bouteilles de rob.

Dans certains écoulements chroniques, et qui se prolongent

(1) Les observations qui viennent d'être rapportées d'une manière sommaire, ne figurent ici, pour la plupart, que pour montrer dans tout leur jour les propriétés immédiates du rob. Or, le régime spécial indiqué par Boyveau-Laffecteur se trouve souvent passé sous silence, ainsi que l'emploi des moyens accessoires. On comprendra facilement que cela devait être à l'égard des observations communiquées et venant de l'étranger. Quant aux autres, elles n'ont pas été rédigées pour prendre place dans un traité *ex professo*. Ce sont donc des preuves à l'appui que l'on a voulu fournir uniquement : ce sont les parties essentielles d'un procès verbal dont on a éloigné tout ce qui tient purement aux formes techniques.

indéfiniment, il est indispensable de joindre au traitement, des moyens accessoires obligés : nous devons nous expliquer à cet égard.

Les écoulements, quels qu'ils soient, perdent infailliblement, par l'usage du rob, leurs *propriétés toxiques ;* car le virus est contenu dans la matière gonorrhéique, et c'est ce ferment corrupteur que le rob épuise graduellement dans un temps donné.

Or ce phénomène une fois accompli, la dépuration humorale étant complète, il peut arriver que l'écoulement survive, bien que sa nature ne soit plus la même. Les caractères physiques seuls substituent, et comme ce sont également les seuls que le malade puisse consulter, il ne se croit pas guéri.

En effet, il y a alors *écoulement atonique*, et le rob n'a plus de prise sur cette *déviation* des fonctions d'un organe. La muqueuse uréthrale se trouve relâchée outre mesure. Elle sécrète, dans une progression exagérée, la quantité de mucus qu'elle doit fournir à l'état normal.

A la période inflammatoire produite par les ulcérations qui siègent dans le canal, et constituent le produit gonorrhéique, succède un abaissement remarquable des propriétés vitales ; de là, ce produit passif, qui dégénère en véritable exutoire. Il faut donc ranimer les propriétés vitales, rendre aux tissus leur tonicité.

Ce qui se passe tous les jours en chirurgie, nous fournira une comparaison aussi frappante qu'exacte, de ce que nous venons de dire au sujet de la muqueuse uréthrale.

Tout le monde sait que dans les plaies, surtout celles survenues par arrachement des parties, aux symptômes inflammatoires très intenses succèdent une abondante suppuration qui annonce que la détente s'est opérée. Cela doit durer un certain temps, comme état intermédiaire au travail de la cicatrisation. Cependant cette cicatrisation, but final des efforts de l'art, ne peut avoir lieu si la suppuration en se prolongeant, baigne constamment les tissus, et leur ôte leur ressort.

C'est alors que la chirurgie emploie les topiques plus ou moins stimulants, toniques, détersifs, etc., propres à raviver les organes, et à leur rendre leur tonicité première.

Dans les écoulements atoniques succédant aux blennorrhagies, on observe une série de phénomènes semblables. Aussi tous les praticiens emploient, dans cette circonstance, des médicaments pris dans la classe des toniques spéciaux. On en a adopté et rejeté tour à tour un grand nombre. Nous sommes persuadés que l'expérience seule, et l'emploi constant des mêmes moyens, peut fixer les idées sur le choix de tel ou tel médicament.

Quant à nous, c'est par voie d'expérimentation, et fondés sur d'invariables essais que nous avons adopté l'emploi des capsules au copahu de Human, qui se donnent ordinairement à la dose de quatre et six matin et soir, comme l'indique l'instruction.

Ordre des symptômes comprenant les ulcérations syphilitiques.

Les ulcérations syphilitiques sont le résultat d'une infection irrécusable. Elles se montrent presque immédiatement après un commerce impur, ou bien la période d'incubation, peut durer quelques jours. La raison qui hâte ou prolonge le temps d'apparition des ulcères syphilitiques, s'explique de diverses manières. L'absorption sera rapide si le sujet est jeune, ardent, et doué d'une irritabilité particulière. L'absorption du virus sera lente, et à peu près illimité, quant à l'époque des signes apparents, si le sujet est âgé, ou si étant jeune, il se trouve en quelque sorte placé dans des conditions *neutres*, telles que : une saison froide, un coït de peu de durée, enfin un tempérament plus ou moins réfractaire à l'absorption quelle qu'elle soit (1).

Les ulcérations syphilitiques se montrent isolément ou simultanément, au prépuce, au gland, à l'entrée du *méat urinaire* (ouverture de l'urèthre), à la gorge, aux lèvres, etc.

On leur donne en général le nom de chancre.

Les ulcères sont *benins, indolents,* ou deviennent le siège d'une douleur vive, dont l'intensité ne prend toutefois de grands développements que dans les cas graves : tels que ceux où l'ulcère ronge et désorganise de vastes surfaces.

Les ulcères de la gorge sont presque toujours symptômatiques. Ils se développent sur le voile du palais, la luette, les amygdales, bien qu'il n'y ait pas eu de contact immémédiat, et que l'infection se soit effectuée par la voie ordinaire.

(1) C'est à cette différence essentielle dans les dispositions organiques qui appellent ou repoussent l'absorption, que l'on doit des exemples bizarres en apparence, contradictoires avec les lois de la physiologie. Ainsi l'on a vu fréquemment plusieurs hommes communiquer avec une femme le même jour et successivement et offrir les particularités suivantes : la santé du second est restée intacte ; celle du premier ou du dernier a seule été compromise ; quelquefois le contraire a lieu, ce qui déjoue toutes les explications banales données sur ce sujet. La seule explication réelle se trouve, ainsi que nous venons de le dire, dans une disposition organique analogue à celle qui rend certaines personnes inaccessibles à l'action de quelques poisons.

On peut contracter d'emblée des ulcères syphilitiques, par des baisers impurs, en buvant ou mangeant après un personne infectée, etc.

L'inoculation peut encore s'établir à l'aide d'une surface privée d'épiderme ; une simple excoriation suffit pour cela. La plaie la plus légère donne lieu aux mêmes accidents si elle reçoit directement le pus, la salive, d'une personne infectée ; ou si elle se trouve en contact avec des linges qui ont servi aux pansements, et encore souillée de sanie syphilitiques.

Des faits récents, et de la plus haute importance, comme expérimentation, ont démontré que le virus syphilitique peut se transmettre par le vaccin provenant d'un enfant infecté. Nous ne pouvons en dire davantage ici. Nous renvoyons à la fin de cette notice, lorsque nous parlerons des enfants en particulier, pour donner sur ce sujet de plus amples renseignements.

Cet écrit n'étant point un ouvrage ex professo, mais spécialement destiné aux gens du monde, nous ne croyons pas devoir nous asservir aux classifications nosologiques, mais nous adoptons au contraire la méthode qui nous paraît la plus claire et la plus utile pour tous les lecteurs.

Ainsi nous rangerons les bubons dans les ulcères, les considérant comme ayant abcédé, et se présentant alors comme de véritables plaies. Il en sera de même des rhagades, des fissures, etc., du spermatocèle engorgement gonorrhéique du testicule, et pouvant se terminer par un abcès.

L'ophthalmie purulente peut être, d'après les mêmes conventions, considérée comme une véritable ulcération de la muqueuse palpébrale ; car si la suppuration est, dans ce cas, le résultat d'une inflammation excessive ; toujours doit-on reconnaître que les paupières offrent érosion dans leur tissu, et que leur face interne est souvent le siège de véritables ulcères.

Cela posé, nous aurons compris dans *l'ordre des ulcérations syphilitiques*, tout ce que le lecteur ne doit savoir, non comme étude médicale, mais comme guide pratique. Il doit résulter de notre manière de procéder, cet avantage : le malade sachant reconnaître tous les symptômes vénériens à l'aide de la plus simple explication, ne se méprendra plus sur leur nature, et leur accordera pour le traitement, toute l'importance qu'ils doivent avoir.

OBSERVATIONS COMMUNIQUÉES.

N° 1.

M. L*** commis-voyageur, remarque le quatrième jour après avoir vu une femme suspecte, qu'il porte à la couronne du gland, près du frein de la verge, une petite excoriation assez douloureuse. Il croit avoir observé que les jours précédents, un petit bouton remplaçait l'excoriation actuelle. Quoi qu'il en soit, M. L*** regarde cela comme une simple écorchure. Il a entendu dire d'ailleurs que l'on pouvait avoir à la verge une sorte d'éruption aphtheuse, et cette pensée suffit au malade pour ne pas troubler sa sécurité.

Le septième jour seulement, M. L*** se décide à consulter. Alors la crainte succède à l'insouciance, et il n'est plus possible de méconnaître un chancre ainsi que le malade le dit lui-même.

Il n'y a point d'autres symptômes syphilitiques et la santé générale est intacte, M. L*** étant dominé par d'impérieuses et importantes affaires, témoigne le plus vif désir d'être promptement débarrassé de sa maladie : il n'a que huit jours à rester auprès de son médecin. Celui-ci, attendu le défaut

de complication de la maladie, et la certitude que le malade
suivra fidèlement son traitement, indique le rob de Boyveau-
Laffecteur, comme offrant toutes les garanties voulues.

Un régime sévère est prescrit, le malade pourra heureusement ne pas voyager la nuit. En conséquence le traitement
se trouve réduit à sa plus simple expression , c'est à dire à
l'emploi des moyens hygiéniques.

Le rob est administré à la dose de trois cuillerées le matin
et trois le soir , la guérison a lieu après l'emploi de sept
bouteilles.

M. L*** écrit cinq mois après ce résultat favorable que
son état de santé ne s'est pas démenti. Cependant l'intention
où il est de se marier, l'engage à demander trois bouteilles
de rob dont il veut faire usage comme garantie, et selon son
expression, *par reconnaissance,* pour un remède auquel il
doit d'être délivré d'un mal toujours effrayant.

OBSERVATION N° 2.

M. F*** vint au mois de juillet consulter pour le cas suivant :

Depuis six mois il était en traitement pour une affection
syphilitique des plus graves. Après un coït impur, il avait
vu survenir près du méat urinaire sur le gland, un petit bouton dont la grosseur n'excédait pas la tête d'une petite épingle. Ce bouton avait un aspect qui frappa d'abord le malade.
Il était noir au sommet, et la circonférence paraissait comme
bleuâtre et ecchymosée. Deux jours suffirent pour changer
d'une manière effrayante, l'aspect de ce bouton ; car dans ce
court espace de temps, un chancre gangréneux avait détruit
environ un tiers du gland.

M. F*** s'était soumis immédiatement à l'usage d'un traitement mercuriel. La plaie avait été pansée avec les *digestifs* usités en pareils cas, et la liqueur de Van-Swieten faisait la base du traitement.

La maladie fut bientôt enrayée sous l'influence de ce moyen, mais ce n'était là qu'un demi-succès, et qui devait être de bien courte durée. Pendant le premier mois du traitement, le chancre borna ses ravages ; mais l'aspect de la plaie conserva un caractère suspect. Les bords tuméfiés, durs et inégaux indiquaient un état stationnaire fâcheux. La sécrétion consistait en un pus fétide, ichoreux, et laissant apercevoir, lorsqu'il était étanché avec la charpie, une surface granuleuse, saignante, et d'un ton grisâtre ou ardoisé dans quelques points.

Il y avait perte d'appétit, haleine caractéristique, et décélant l'usage du mercure. La maigreur était extrême, et les impressions morales profondes.

L'emploi du sublimé n'ayant été qu'un triste palliatif, on varia les prescriptions à bases hydrargyriques. Tous les sels mercuriels furent mis à contribution, et en désespoir de cause les sels d'or succédèrent aux précédents, sans que l'on pût modifier cet état stationnaire qui minait chaque jour le malade; car les ravages du mal semblaient se masquer à l'extérieur, pour s'étendre avec plus d'énergie à l'intérieur des organes.

M. F*** pouvait encore sortir, mais à l'aide de béquilles, et voici pourquoi. Bien que les membres inférieurs n'eussent pas souffert, l'action musculaire indispensable à la progression, occasionnait un tiraillement de proche en proche, et si douloureux, que l'usage des béquilles fut adopté comme un moyen d'éviter ce tiraillement en laissant les muscles à l'état passif. C'est dans cette situation déplorable que M. F*** se présenta à notre examen.

Aspect des parties malades : tissu du gland en général

hypertrophié , de couleur violacée vers la couronne tandis qu'elle est lie de vin sur le reste de son étendue. Les veines qui rampent sur la verge, sont augmentées de calibre , et comme variqueuses à leurs anastomoses; l'urèthre présente dans tout son trajet une sorte de rénitence qui simule une corde tendue dans son intérieur. La chaleur locale est élevée. Le nombre des battements artériels n'est pas plus fréquent, mais les pulsations ont une dureté et un développement remarquables : Les glandes de l'aîne sont douloureuses.

Aspect particulier de la plaie :

La surface est d'un gris sale et cendré , inégale et granuleuse. Le sommet de chaque granulosité est d'un rouge prononcé et se détachant sur la base qui est baignée par une matière jaunâtre et plastique. La partie latérale gauche offre une excavation qui semble être le commencement d'un trajet fistuleux tendant à perforer le gland, et se rendre obliquement dans la fosse naviculaire. Cependant il y a seulement érosion profonde de la substance spongieuse du gland.

Aspect général du malade :

Habitude du corps présentant une véritable émaciation; pâleur livide ; aréole bleuâtre au dessous des yeux qui paraissent profondément enfoncés dans l'orbite ; froideur insolite de la peau ; moral triste et voisin de la mélancolie.

M. F*** est mis sur le champ en traitement, et le rob est prescrit à la dose de quatre cuillerées par jour : deux le matin et deux le soir. On augmente progressivement jusqu'à six par jour. Le houblon en infusion est ordonné pour unique boisson, soit entre les repas, soit en mangeant. Le régime alimentaire est basé d'après la progression méthodique suivante :

Gelées de viandes aromatisées, et soupes maigres un peu épaisses (ou mitonnées) pendant cinq jours : un peu de vin

rouge dans le houblon. Les cinq jours suivants, viandes rôties que le malade se contente de mâcher jusqu'à épuisement
des sucs qu'elles renferment ; œufs frais, tièdis seulement par
trois ou quatre immersions dans l'eau bouillante. Pain rassis
très cuit, trois onces par jour.

De cinq jours en cinq jours, la dose du rob s'élève à douze
cuillerées à la fin de chaque période se composant des cinq
jours dont il est question ; c'est à dire que pendant ces jours,
la progression a lieu ainsi :

1ᵉʳ jour	2 cuillerées	le matin	2	le soir.
2ᵉ	3	«	3	»
3ᵉ	4	«	4	»
4ᵉ	5	«	5	»
5ᵉ	6	«	6	»

A la fin de la seconde période, par conséquent au dixième
jour, l'état général est sensiblement amélioré. Il y a également un changement notable dans l'aspect de l'ulcère
dont la surface se déterge, et les bords s'affaissent. Arrivé au
vingtième jour (4ᵉ période), l'amélioration est tellement
évidente qu'il semble que la maladie ait tout à coup *déblayée*
de ses symptômes les plus formidables, si l'on veut souffrir
cette expression.

7ᵉ *Période du traitement* (trente-cinquième jour), le malade se trouve dans une situation si favorable, que des personnes qui ne l'ont pas vu depuis quelque temps, le recon-
naissent à peine.

8ᵉ Période (quarantième jour), la guérison est complète,
et il y a eu huit bouteilles de rob employées. Le malade
désire vivement faire usage de deux autres bouteilles, ce à
quoi l'on souscrit volontiers, afin de donner à cette cure
toutes les garanties voulues,

(1841.) OBSERVATION N° 3.

M. James K..., trente-deux ans, capitaine d'infanterie au service de l'Angleterre, réclama les soins du docteur R..., pour une affection syphilitique des plus graves, au moment où il implora les secours de la médecine.

La maladie offrait un de ces exemples malheureusement trop fréquents, de la fatale sécurité qu'inspirent en général aux malades des symptômes peu importants à leur début.

M. James K..., contracta au mois d'août une blennorrhagie, qui fut regardée comme un accident des plus légers eu égard à l'absence de douleur, et à la nature de l'écoulement. D'après cette funeste prévention du malade, que son état ne présentait aucune gravité, il exigea en quelque sorte du premier médecin auquel il s'adressa, que le traitement le plus expéditif fût employé. En conséquence ce praticien jugea qu'on pouvait administrer d'emblée les moyens abortifs. Les capsules de copahu, et le cubèbe sous différentes formes, devinrent donc la base du traitement.

Dix jours s'écoulèrent sans offrir rien de particulier, sous le rapport des effets consécutifs au traitement. L'écoulement était complètement supprimé, et ce succès apparent satisfit à tous les désirs du malade.

11e Jour, l'aine droite devient douloureuse. A partir de ce onzième jour, un bubon se développa, en suivant toutes les périodes ordinaires ; on ne peut empêcher la suppuration de former un assez vaste foyer. Le bubon fut ouvert. La cicatrisation s'opéra lentement, et à travers mille accidents. Il y eut entre autres circonstances remarquables, un décollement de la peau dans une assez grande étendue.

M. James K..., croyait sa maladie terminée, après cette rude épreuve, et il abandonna son traitement. Trois semaines environ·s'écoulèrent pendant lesquelles le malade reprit de l'embonpoint, et sentit ses forces revenir. Mais sa surprise fut extrême, lorsque voulant se rendre compte de la gêne qu'il éprouvait depuis quelques jours au siège, il vit à la marge de l'anus de nombreuses végétations qui semblaient en obstruer l'entrée.

Ce n'est pas tout, les contractions intestinales nécessaires à l'expulsion des *fèces*, occasionnaient des douleurs assez vives, que M. James K... rapporta à la présence de tumeurs hémorrhoïdales qui n'existaient nullement. Mais la peau était fendillée à la base des végétations, et ces fissures profondes allaient en rayonnant vers l'anus, se terminant toutefois à la muqueuse qui restait intacte.

Le malade recourut au traitement mercuriel, et ce fut le sublimé que l'on administra. Les végétations furent excisées, d'après la demande instante du malade. Cependant le sublimé diminua fort peu l'intensité des symptômes dont nous parlons ; la maladie resta seulement quelque temps stationnaire.

Bientôt la scène changea de face. Les parties qui étaient le siège des végétations suppurèrent, et des plaies de l'aspect le plus fâcheux gagnaient en étendue avec une effrayante rapidité. La maigreur était sensible. Toutes les fonctions dans une sorte de prostration. Il y avait aussi cette haleine fétide qui, attendu l'odeur *sui generis*, qui la caractérise, pourrait être appelée *haleine hydrargyrique*.

A cette époque seulement de sa cruelle maladie, M. James K..., fit appeler le docteur R... Celui-ci jugea sagement que le mercure devait, avant toutes choses, être absolument rejeté sous quelques formes que l'on voulût l'administrer.

Il proposa l'emploi du rob Boyveau-Laffecteur, comme étant dans sa conviction le seul agent curatif qui convînt pour le cas grave dont il s'agissait.

M. James K... commença immédiatement à prendre six cuillerées de rob par jour : trois le matin et trois le soir. La tisane de salsepareille fut également prescrite ; mais avec cette modification qui en réduisit la quantité à quatre verres par jour. L'alimentation se composa, dans les premiers jours surtout, de potages.

Le huitième jour, à partir de ce nouveau traitement, les plaies sont débarrassées de la sanie qui les baignaient constamment, et qu'un *pus louable* a remplacé. Il y a une sorte de réaction générale dans toute l'économie, dont l'effet est de ramener le sommeil, d'exciter l'appétit, et de donner au système musculaire le ressort qu'il n'avait plus.

Par des raisons relatives aux observations particulières du docteur R..., et se rattachant à un système d'expérimentation inutile à indiquer ici, le rob est continué aux mêmes doses, sans modification aucune.

Le malade a été complètement guéri en sept semaines, après avoir consommé sept bouteilles et demie de rob.

AFFECTIONS A L'ÉTAT CHRONIQUE.

Ordre des symptômes mixtes.

D'après les divisions purement arbitraires que nous adoptons pour offrir nos observations, nous comprenons sous le nom de *symptômes mixtes,* les phénomènes syphilitiques suivants, appartenant tous à l'état chronique, *les exostoses, les douleurs syphilitiques particulières :* SCIATIQUE, AR-

THRITIS, *les céphalalgies atroces, les affections scorbuti-
ques entées sur la syphilis, les ophthalmies syphilitiques,*
enfin *les syphilides.*

Nous rappelons encore que ces divisions , qui n'ont rien
de scholastique , se présentent néanmoins au lecteur de manière à être parfaitement intelligibles , même pour les personnes les moins cultivées. Dans un écrit de la nature de celui-ci, la clarté doit être l'unique but des prétentions d'un
auteur, quoi qu'il puisse en coûter à son amour propre scien-
tifique.

OBSERVATION N° 4.

M. N... peintre en miniature , âgé de 27 ans, avait contracté à Paris plusieurs affections syphilitiques. Deux blennorrhagies, et un bubon, telles furent dans l'espace de deux
années les maladies qui obligèrent M. N... à suivre un traitement antisyphilitique, dont le mercure faisait la base.

La guérison s'opéra, sans que rien pût faire penser qu'elle
n'était que palliative.

Le bubon qui avait été traité par les moyens ordinaires,
laissa pendant longtemps une induration assez marquée
dans la glande inguinale. Du reste, la santé de M. N... restait intacte.

Deux mois après la guérison de ce bubon , M. N... passa
la nuit chez une jeune ouvrière , et à son réveil, il demeura
frappé d'une sorte d'effroi en se voyant le corps couvert de
pustules d'une forme à peu près lenticulaire, et d'un jaune
fauve. L'ouvrière également effrayée de ce phénomène se ré-
pandait en reproches de toutes espèces contre M. N.., qu'elle
accusait d'avoir compromis sa santé. Celui-ci protestait de
sa loyauté, et renvoyait à l'ouvrière les reproches qu'il croyait
devoir lui adresser à plus juste titre.

Cependant les pustules et leur éruption si soudaine étaient le résultat d'une syphilis chronique qui apparaissait seulement sous une forme nouvelle. Des excès commis par le malade pendant la nuit dont nous parlons, pourraient-ils avoir servi de cause déterminante à l'éruption des *syphilides*, c'est ce que nous jugeons peu important d'examiner.

Quoi qu'il en soit, M.N..., se fit traiter de nouveau, et toujours au moyen du mercure. Les pustules disparurent presque entièrement excepté au front, où elles formaient ce que certains praticiens appellent *corona veneris*, aux épaules, et à la partie antérieure et supérieure de la poitrine. Ces derniers vestiges d'une affection devenue tout à fait constitutionnelle, résistèrent à tous les traitements combinés : d'ailleurs la santé était bonne.

Ce fut alors que M. N... résolut d'aller exercer son art en Amérique ; déterminé surtout par cette idée qu'on lui avait suggéré, que le climat des îles achèverait inévitablement ce que l'art n'avait pu faire.

M. N... était depuis cinq mois à Cincinnati, et rien ne faisait présumer que l'influence du climat dût amener le résultat qu'il espérait ; vivement impressionné par la nature de cette éruption cutanée qu'il ne pouvait cacher, le malade avait contracté une mélancolie assez prononcée. Le hasard l'ayant mis en rapport avec le docteur Effington, il raconta à ce médecin tous les insuccès du traitement dirigés contre les syphilides rebelles. Le malade, dans son chagrin amer, se qualifiait de lépreux et suppliait le docteur de le délivrer d'un mal aussi hideux.

- Après quelques explications données sur les propriétés du rob Boyveau-Laffecteur, et plusieurs observations fournies à l'appui de ce qu'avançait le docteur Effington, ce médecin proposa le traitement par le rob comme *une ancre de salut,* disait-il, mais sans vouloir engager sa responsabilité médicale personnelle : de sorte que le rob fut donné et accepté à titre de remède empirique. Nous nous plaisons à insister sur cet incident, afin d'enregistrer tous les faits pratiques relatifs au rob, avec une impartialité complète.

M. N... fut soumis au traitement *modifié*, purement et simplement, attendu l'intégrité de la santé générale. Le rob s'administra à la dose de cinq cuillerées par jour : deux le matin, une à midi, deux le soir, sans interruption, et avec une parfaite tolérance de la part des organes digestifs, pendant trois mois que dura le traitement.

Les syphilides disparurent complètement, et un an après, M. N..., de retour à Paris, écrivait au docteur Effington ; avec ce badinage familier aux artistes : « Je puis vous assurer, M. le docteur, que beaucoup de jolies femmes qui ont le malheur d'être trop brune, envieraient la blancheur et *la netteté irréprochable* de ma peau. »

ODBRE SPÉCIAL.

Maladies syphilitiques des nouveaux nés.

Le virus syphilitique peut atteindre l'enfant de deux manières distinctes :

1° A l'état d'embryon lorsqu'il y a infection pendant la grossesse.

2° Après la naissance, la contagion étant transmise par le sein de la nourrice, des baisers impurs, ou tout autre genre de contact favorisant l'absorption du virus. Quelques auteurs ont admis un autre mode d'inoculation syphilitique. Celui-ci aurait lieu au moment de la naissance, lorsque l'enfant pour franchir la filière du bassin se trouve en contact, plus ou moins de temps, avec les parties de la mère que l'on suppose infectée : dans ce cas l'absorption a lieu par les pores.

Mais nous ferons remarquer que ce dernier mode de transmission doit être identique au premier indiqué ici. Il est évident qu'une femme chez laquelle existe des symptômes syphilitiques de nature à infecter son enfant au passage, a du lui communiquer déjà le virus lorsqu'elle le portait dans son sein, et que l'enfant qui naît dans ces conditions porte ce qu'on appelle une affection *constitutionnelle*.

Les observations sur la syphilis des nouveaux nés manquent complètement dans les ouvrages *ex professo*. Les journaux de médecine, ou des monographies ont fourni quelques faits épars à ce sujet. C'est donc offrir au lecteur une matière des plus graves et des plus intéressantes que de passer de la syphilis des nouveaux nés à l'aide des pièces probantes.

D'ailleurs l'ignorance est générale sur la *syphilis puérale*, et nous hasardons cette expression parce qu'elle renferme une série d'idées étendues. Les divers modes d'infection syphilitique sont à peu près connues dans le monde, s'il s'agit des adultes. Personne ne s'occupe de ce que l'on devrait savoir au sujet des nouveaux nés. Nous n'osons en rechercher la cause dans une sorte d'indifférence ou d'égoïsme qui nous éloigne constamment des choses n'ayant pas pour nous-mêmes un intérêt immédiat.

Cependant y a-t-il une maladie qui, plus que la *syphilis congéniale* doive émouvoir tous les membres de la société ? La vie n'est-elle pas empoisonnée à sa source ? Les maux qui en résultent ne tendent-ils pas à dégrader l'espèce humaine, si la médecine ne cherchait pas à les poursuivre jusque dans le dernier repli de nos organes, à l'aide d'un remède héroïque et éprouvé ?

Les médecins les plus célèbres ont à toutes les époques, porté leurs investigations les plus attentives sur la syphilis des nouveaux nés.

Fallope disait à ce sujet que les enfants provenant d'une mère infectée étaient *à moitié cuit : semicocti.*

Boerhaave a dit formellement avoir vu la syphilis se transmettre par la génération et l'allaitement.

Le célèbre accoucheur *Levret,* admettant d'abord l'infection pendant la grossesse , dit que l'enfant peut guérir par suite du traitement fait à la mère.

Rosen est du même avis; il ajoute qu'il est plus facile de guérir les enfants qui têtent que ceux qui sont sevrés. Mais cette remarque était applicable au temps où écrivait *Rosen.* Les moyens thérapeutiques connus aujourd'hui détruisent l'assertion de ce grand médecin.

Bell dont l'autorité a un si grand poids , pour tout ce qui regarde les affections syphilitiques , n'hésite pas à administrer un traitement antisyphilitique aux femmes enceintes.

Les symptômes vénériens chez les enfants nouveaux nés sont *primitifs* ou *secondaires.*

Les premiers se montrent au moment même de la naissance, et les autres à des époques plus ou moins éloignées.

(1840). OBSERVATION N° 5.

Auguste L*** âgé de neuf jours, au moment de la naissance, on remarqua que cet enfant avait les paupières tuméfiées, et que la couleur de la peau était d'une teinte inaccoutumée. On crut devoir rapporter ces phénomènes au travail de l'accouchement qui avait été un peu laborieux. Des lotions émollientes et de simples soins hygiéniques devaient dissiper une chose regardée comme accidentelle.

Au quatrième jour de la naissance , il n'y avait encore aucun changement. En examinant soigneusement l'enfant, on reconnut que l'extrémité de la verge était humide, et que cette humidité laissait des traces , bien qu'on essuyât cette partie avec précaution. En effet, la peau était comme enduite d'une liqueur visqueuse , et en dilatant le prépuce autant qu'on peut le faire à cet âge , on reconnaissait le méat urinaire enflammé et humecté d'une humeur lymphatique consistante au toucher. Ces symptômes ayant alarmé la mère de l'enfant , on conduisit celui-ci à la consultation d'un des grands hôpitaux de Paris. Cette démarche eut pour résultat de constater une affection syphilitique.

Cependant soit ignorance réelle de la part du père, ou calcul secret et motivé, il protesta contre la décision des médecins, et prétendit que des soins ordinaires de propreté suffiraient pour ramener les organes à l'état normal.

Au quinzième jour de la naissance, la suppuration des paupières était abondante ; celle de l'urèthre plus faible ; mais chaque fois que l'émission des urines avait lieu, les cris intenses du petit malade, l'agitation convulsive de ses membres, décélaient évidemment la nature de ses souffrances.

Le vingtième jour seulement, un médecin fut appelé ; car l'enfant était dans un état déplorable.

La cornée transparente se trouvait constamment baignée par un pus abondant et corrosif , dont le séjour sur les joues avait ulcéré la peau. Malgré les lotions réitérées, et presque continuelles, on ne pouvait déterminer la couleur de l'iris sur lequel le pus paraissait avoir mis à demeure, un voile muqueux et plastique qui donnait à l'enfant un aspect monstrueux.

Le prépuce était boursoufflé , comme infiltré dans une assez grande étendue , et l'observateur attentif pouvait établir entre ce boursoufflement et celui des paupières, une sorte d'identité relative sans doute à la ténuité des tissus.

On proposa de traiter la nourrice à l'aide de préparations antisyphilitiques. Celle-ci s'étant refusée à subir aucune épreuve de ce genre, on chercha un autre mode de guérison. C'est alors que la sagefemme qui prenait part aux intérêts de l'accouchée, indiqua le traitement au moyen du rob de Boyveau-Laffecteur, pour la mère et pour l'enfant.

Voici le sommaire de ce traitement : six cuillerées de rob par jour pour la mère qui demeura la nourrice de l'enfant, pour celui-ci deux cuillerées à café de rob : une le matin, une le soir, dans un peu d'eau pure et tiède.

Le rob était donné à l'enfant dans le plus grand intervalle des heures auxquelles il prenait le sein. Il survint quelques vomissements. On administra le rob en lavement a la dose d'une cuillerée à bouche pour un demi-verre d'eau. On alterna l'emploi de ces deux moyens, et le rob fut donné ainsi tantôt par la bouche, et tantôt en lavement.

Il résulta de cette méthode que le rob put être élevé jusqu'aux doses de *saturation*. Voici ce qu'on doit entendre par ce mot : le seul qui puisse traduire le genre de médication adoptée pour les enfants que l'on soumet au traitement par le rob.

On comprend que chez les nouveaux nés, les organes sont si neufs et si impressionnables, qu'on ne peut employer à leur égard les moyens thérapeutiques qu'en cherchant un moyen d'union entre ces organes et les médicaments qu'on leur présente.

Or pour le rob en particulier, on arrive à établir la tolérance des voies digestives chez les nouveaux nés, en donnant ce remède à doses fractionnées, et d'après un tâtonnement qui étudié convenablement réussit constamment, l'état de *saturation* est le résultat de ce procédé. Ainsi lorsque le rob a été donné de manière à ce qu'on soit certain de pouvoir en maintenir les doses, on voit infailliblement les premiers symptômes tomber : c'est alors le signe irrécusable de la *saturation médicamentaire*. Il y a alors fusion entre les fluides de l'économie, et un remède donné, porté dans le torrent de la circulation. Nous ne reviendrons plus sur ce sujet, cette explication suffisant pour l'intelligence des faits qui seront soumis au lecteur.

Le traitement de l'enfant dura quarante-cinq jours, et celui de la mère cinq mois. Le travail de la dentition commença à cette époque, et s'est achevée depuis sans encombre. La mère et l'enfant ont été guéris complètement et leur état de santé parfaite a pu être constaté deux ans après cette cure par la sage femme à qui on doit cette observation.

(1839). OBSERVATION N° 6.

Catherine C*** exerçant la profession de domestique avait eu une liaison avec un homme repris de justice, et libéré toutefois au moment de ses rapports avec la fille en question. Cette malheureuse accoucha d'un enfant du sexe féminin, et d'après les renseignements fournis par elle même, il fut reconnu qu'elle était affectée de syphilis environ trois mois avant sa délivrance ; que les symptômes apparents de cette maladie furent rapportés par la malade à toute autre cause, eu égard à son ignorance sur cette matière.

L'enfant vint à sept mois et demi, après un travail qui ne présenta rien de particulier. Au moment de la naissance, le nouveau né présenta l'état suivant :

Développement du corps assez avancé, cris plus prononcés que ceux des enfants nés avant terme. Les ongles sont comme à l'état rudimentaire. La membrane pupillaire n'existe pas ; mais la cornée transparente est terne, et offre une teinte blanchâtre en quelque sorte nuageuse.

Ce qui attire d'abord l'attention des assistants, c'est l'aspect de la face qui est couvert de pustules : les unes sont plates sans saillies ; les autres au contraire affectent la forme tuberculeuse, et sont tout à fait rugueuses au toucher.

Malgré des signes aussi caractéristiques on croit avoir affaire à un *nœvus maternus*. La naissance précoce de l'enfant justifie surtout la présence des pustules qui sont prises pour une monstruosité.

M. V*** s'efforce en vain d'expliquer la méprise des assistants, et ce qu'elle peut avoir de funeste ; les croyances populaires l'emportent, et *une envie* de la mère répond à toutes les explications possibles.

Deux jours se passent, et l'accoucheur est appelé en toute hâte. Les soins les plus grands ont heureusement été donnés à l'enfant. La vie paraît bien inhérente aux organes, mais la face est devenue hideuse. Les pustules se sont élargies ; elles se sont teintées. La peau une fois détergée, est devenue perspirable, n'a reçu quelque activité dans ses fonctions que pour étendre la maladie en proportion de sa propre vitalité. Cette circonstance seule, ce changement inattendu, a enfin éclairé les parents, et les témoins de la naissance de l'enfant : d'ailleurs le père pressé de questions, avoue son état maladif.

Le lait de la mère ayant paru trop animalisé pour un enfant de sept mois et demi, quelques pertes étant survenues, des signes de péritonite faisant craindre une issue fâcheuse, on décide que l'allaitement artificiel sera mis en usage : la mère subira ultérieurement un traitement méthodique aussitôt que son état le permettra.

M. V*** adopta un moyen éminemment rationnel et pratique. Il voulut que l'enfant fût nourri avec du lait de jument; cet aliment lui paraissant d'après la gradation des principes alibiles renfermés dans les différentes sortes de lait, le seul qui présentât toutes les conditions voulues pour le cas où l'on se trouvait. De plus, en ayant recours au rob Boyveau-Laffecteur, on tenta de soumettre à l'action de ce remède l'animal qui fournissait son lait : c'est le seul essai qui ait été fait en ce genre, par voie d'analogie avec d'autres méthodes connues et employées dans les mêmes vues.

Une jument de race limousine de taille ordinaire fut mise d'abord à une diète assez sévère afin de favoriser l'absorption du rob ; ensuite on la remit à un régime convenable en la sevrant à peu près d'avoine, et en augmentant les rations de paille aux dépens de celles du foin. Une certaine quantité de pommes de terre, et de *l'eau blanche* donnée fré·quemment, maintinrent la santé de cet animal au degré nécessaire.

L'enfant resta environ quinze jours avant que *l'état de saturation* pût s'établir. Il fallut pour arriver à ce résultat les soins vraiment admirables d'une femme âgée, qui se dévoua au petit malade : celui-ci vécut réellement sur les genoux de sa protectrice, étant soumis à une sorte d'incubation continuelle. Mais ce qui assura le succès d'un traitement si difficile, si chanceux, fut l'inépuisable patience que la vieille femme mit à doser les quantités de rob, et à les combiner de toutes les manières possibles. Le traitement n'a duré que deux mois et cinq jours dans un des cas les plus remarquables que nous ayons à citer.

(1839) OBSERVATION Nº VII.

Victor G..., nouveau né âgé de sept jours, a présenté à la naissance les symptômes morbides suivants :

L'enfant est à terme, et du sexe masculin ; au pli de la cuisse droite se trouve une fissure profonde qui simule celles observées chez les enfants gras, et qui, selon l'expression vulgaire, *se coupent*. Cette fissure, qui est profonde, laisse apercevoir dans son trajet une surface blanchâtre d'un aspect semblable à une couche de suif. En détergeant cette plaie sinueuse, on ne trouve plus qu'un tissu rougeâtre parsemé de points érectiles qui fournissent la matière dont l'agglomération présente l'aspect lardacé décrit ci-dessus.

A la marge de l'anus, et dans un des plis qui froncent la peau de cette région, une fissure, beaucoup moins profonde, se remarque, mais elle est de même nature que la première. Au côté opposé se voit une petite tumeur d'un ton plus mat que celui de la peau, offrant une substance granuleuse qui, examinée à la loupe, n'est autre que l'ensemble d'une foule de petits lobules, dont la réunion ressemble aux têtes de choufleurs, dont ces végétations empruntent le nom. Il y a quelques traces d'ophthalmie, mais ce dernier symptôme est des plus légers. Du reste, l'enfant est robuste et parfaitement constitué.

La nature des phénomènes observés décèlent une infection qui probablement date du moment de la conception ; mais que semble démentir l'énergie de l'enfant. On trouve l'explication de cette contradiction apparente, en admettant que la mère était affectée d'une syphilis chronique qu'elle a transmise à son enfant avec les caractères propres aux maladies anciennes.

La mère étant décidée à nourrir, on lui propose le traitement par le rob Boyveau-Laffecteur. Par des raisons exceptionnelles, et eu égard à l'ancienneté de sa maladie, on la soumet aux doses de rob et aux mêmes quantités de verrées de la tisane de salsepareille, telles qu'elles sont indiquées dans le *traitement primitif* de Boyveau-Laffecteur.

La malade supporte cette épreuve assez bien pendant quinze jours ; puis les voies digestives se fatiguent, et l'on est forcé de revenir au *traitement modifié* décrit dans cette édition.

Le traitement de l'enfant a duré quatre-vingt-deux jours, celui de la mère trois mois et neuf jours.

Quant à l'enfant, nous devons ajouter que l'ophthalmie a persisté après la disparition de tous les autres symptômes, quoiqu'elle fût le moins important de tous. C'est, en général, une chose d'observation, que chez tous les nouveaux nés frappés de syphilis, l'ophthalmie est de tous les symptômes le plus opiniâtre et le plus difficile à combattre. Cette seule donnée doit éclairer les parents lorsqu'ils remarquent qu'un enfant venu au monde avec les yeux malades, présente une action réfractaire à tous les remèdes qu'on oppose à cette maladie.

Le petit malade est arrivé le dix-septième jour à *l'état de saturation*, et la tolérance de l'estomac a persisté jusqu'à la fin du traitement.

Nous ne multiplierons pas ces observations. Nous avons choisi, parmi toutes celles que nous possédons, les plus décisives, celles, en un mot, qui peuvent servir de type aux autres. Dans un travail plus étendu, que nous publierons, ce sujet sera porté jusqu'à ses dernières limites.

Cependant, avant d'abandonner un sujet auquel les faits constatés donnent un si haut prix, nous ajouterons aux observations qu'on vient de lire les certificats de plusieurs praticiens distingués. Ces médecins, en nous fournissant de semblables pièces, se sont plu à rendre un véritable hom-

mage à l'une des plus utiles découvertes de l'époque moderne.

———

Le Rob antisyphilitique de Boyveau-Laffecteur faisait
jadis partie des médicaments embarqués *règlementaire-
ment* à bord des navires de l'Etat; j'ai eu souvent occasion
de l'employer avec succès dans certains cas de maladies
vénériennes invétérées; son usage m'a paru convenir surtout aux personnes affaiblies par de longues souffrances.

Paris, le 8 décembre 1842.　　　　　LEGUILLON,

D.-M., ex-chirurgien-major de *la Zélée*.

Le soussigné, docteur en médecine de la Faculté de Paris,
déclare que plusieurs fois dans sa pratique il a administré
avec avantage le *Rob de Boyveau-Laffecteur*.

Paris, le 18 novembre 1842.　　　A. GRENET, docteur.

Vu par le maire du sixième arrondissement, pour légalisation de la signature ci-dessus.

En mairie, le 18 novembre 1842. A. ROBILLIARD, adjoint.

Je soussigné, docteur en médecine de la Faculté de Paris,
certifie avoir employé bien souvent et avec un succès constant, le *Rob Boyveau-Laffecteur*, dans les affections syphilitiques les plus invétérées et contre lesquelles plusieurs
traitements ordinaires avaient été dirigés pendant longtemps. J'atteste, en outre, qu'administré dans la leucorrhée
simple ou syphilitique, dont je m'occupe spécialement, je
n'ai eu qu'à m'en louer.

Paris, le 3 décembre 1842.　　　　DE COMEAU.

Vu pour attestation de la signature de M. le docteur Comeau, apposée ci-dessus.

Le commissaire de police.　　　　P. ADAM.

Ayant eu quelquefois l'occasion d'employer dans ma pratique le *Rob de Boyveau-Laffecteur*, je n'hésite point à reconnaître que j'en ai obtenu les plus heureux effets dans le traitement des syphilides chroniques.

Paris, le 18 novembre 1842.   ALLIÉ, Docteur-médecin.

Vu pour légalisation de la signature apposée ci-dessus.
Pour le maire du douzième arrondissement.

BONTEMPS, Adjoint.

Souvent j'ai eu occasion dans ma clientelle, d'employer *le rob de M. Boyveau-Laffecteur*, toujours j'en ai obtenu les plus heureux résultats ; je citerai de préférence les cas suivants :

En 1840, j'ai eu à traiter M. Van-Helberr, capitaine au long cours, pour une maladie goutteuse qui le tourmentait depuis dix ans. Il avait des accès tous les mois environ, et chaque accès était précédé d'un écoulement mucoso-purulent, ayant le caractère d'une blennorrhagie aiguë ; trois ans avant il avait contracté une affection syphilitique.

Tous les moyens indiqués pour le traitement de la goutte, furent épuisés sans succès par mon malade ; je le soumis au *rob de Boyveau-Laffecteur*, les trois premières bouteilles amenèrent beaucoup de modifications, douze bouteilles complétèrent le traitement.

Je viens de voir M. Van-Helberr, deux ans après sa guérison ; dans sa joie, il m'autorise à publier son observation que j'ai beaucoup abrégée.

Dans la même année, un Monsieur vint me consulter pour des syphilides pustuleuses ; il avait suivi le traitement de plusieurs célébrités médicales ; il n'avait plus d'espoir que dans les purgatifs souvent répétés : il voulut prendre l'élixir purgatif selon ma méthode, je lui observai que dans une maladie si grave, il devait avoir recours aux médicaments spéciaux, il se rendit à mon observation ; je lui ordonnai un traitement combiné, les purgatifs et le *rob de Boyveau-Laffecteur*, mon malade fut complètement guéri au bout de trois mois.

Dans les maladies de la peau, le *rob de Boyveau-Laffecteur* a toujours été employé avec succès ; c'est avec ce médicament que j'ai guéri une dame qui portait à la cuisse une dartre furfuracée ; six bouteilles suffirent pour le traitement.

J'ai soumis une autre dame affectée de flueurs blanches, au *rob de Boyveau-Laffecteur ;* dans peu de temps, l'écoulement s'arrêta, les maux d'estomacs cessèrent, l'embonpoint reprit, les règles reparurent, et il ne fallut que huit bouteilles pour opérer ce changement.

Paris, le 6 décembre 1842. J. LAVOLLEY.

D. M. P. rue Tiquetonne, 10,

Vu par le maire du 5e arrondissement, pour légalisation de la signature ci-dessus. SOCCARD, adjoint.

Cette observation présente un des cas les plus intéressants et les plus rares dans les fastes de la science. Nous avons consulté une quantité considérable d'observations puisées aux cliniques des hôpitaux ; des recherches faites dans tous les auteurs qui ont écrit sur la syphilis, ne nous ont également rien offert d'analogue avec le genre d'affection que nous allons décrire dans l'observation suivante.

Mme Ursule W..., âgée de 45 ans, a cessé d'être réglée depuis un an et demi. À partir de cette époque, la malade eut un écoulement qu'elle attribue à un mouvement dépendant de l'état de la matrice, dont les fonctions s'accomplissaient encore tout à l'heure. L'écoulement s'accompagna de cuissons vives, avec excoriations de la face interne des grandes lèvres. Cet accident fut expliqué par l'acreté des flueurs blanches supposées.

La malade crût remédier à cet état de choses en insistant plus minutieusement sur tous les soins de la toilette : d'ailleurs elle était convaincue de n'avoir affaire qu'à une indisposition passagère.

Cependant les symptômes dont nous parlons, prirent rapidement une assez grande intensité. C'est alors que la malade, sérieusement inquiète de l'état de sa santé, consulta un médecin qu'elle ne connaissait nullement.

Mme Ursule W... agissait en cela d'après une pensée secrète, elle ne voulait plus confier à son médecin habituel ce qu'elle regardait comme un secret de famille. Il nous suffira d'indiquer la position délicate dans laquelle Mme W... se trouvait vis à vis de son époux.

Le médecin consulté d'abord par Mme Ursule W..., prescrivit des injections astringentes dont le tannin pur faisait la base. Ensuite il fit prendre le deuto-chlorure de mercure sous-forme pilulaire, d'après la méthode du docteur Dzondi, c'est à dire depuis un dixième de grain, jusqu'à ce que d'après une progression déterminée, on arrive au dernier jour du traitement, à prendre en une seule fois un grain et demi de sublimé.

Après un mois de ce traitement, tous les symptômes morbides avaient complètement disparu tout à coup, des douleurs vives et profondes se firent sentir dans les articulations de tous les membres. Des pustules se déclarèrent en même temps au front, aux mains et aux pieds. Ces pustules fournissaient une matière lymphatique de couleur citrine. Elles se caractérisèrent cependant, et laissèrent sur la peau des stigmates très apparents.

Des douleurs ostéocopes se firent sentir dans les omoplates, à la colonne vertébrale, au sternum; des sueurs nocturnes fatiguaient encore la malade. Des exostoses se révélèrent par des saillies prononcées sur le fémur droit et le cubitus du même côté. Bientôt on put en remarquer presque de toutes parts. Enfin le squelette entier se déforma comme si la substance osseuse eût éprouvé une sorte de ramollissement. Les os des membres se courbèrent dans le sens opposé aux tumeurs formées par les exostoses. Ce fut après avoir passé au travers de cette terrible filière de symptômes, que la maladie arriva au rachitisme déterminé uniquement par la syphilis.

Depuis près de trois mois, elle ne quittait plus le lit, tout traitement avait été abandonné, et Mme Ursule W... était déterminée à mourir ainsi. Cependant, vaincue par les sollicitations ardentes d'une sœur pour laquelle elle avait une affection sans bornes, il fut décidé qu'elle aurait recours au traitement de *Boyveau-Laffecteur*.

Le 15 juin 1841, huit mois et demi, à partir de l'invasion de la maladie, Mme Ursule W.... commença à prendre le rob à la dose de *trois cuillerées seulement* par jour. La tisane de salsepareille fut également ordonnée comme accessoire du traitement, mais avec des modifications indispensables.

Mme Ursule W..., trois semaines après l'administration du rob, put se lever et marcher sans beaucoup de peine. A cette époque, les exostoses faisaient bien moins de saillies sous la la peau. Ils semblaient s'affaisser sur eux-mêmes, comme le font les fortes ecchymoses prêtes à se résoudre. Cependant la faiblesse des os était extrême ; au point que la malade ne pouvait se tenir debout plus de trois à quatre minutes.

Le rob fut bientôt porté à six cuillerées par jour, puis à huit. On revint toutefois à la dose de six cuillerées, afin de maintenir la tolérance de l'estomac qui avait été un peu fatigué par des doses plus élevées.

Au deuxième mois accompli, Mme Ursule W... put sortir en voiture. De l'aveu des personnes qui l'avaient constamment visitée pendant sa maladie, un changement aussi remarquable fut qualifié de *véritable résurrection.*

Ne pouvant entrer dans tous les détails que comporte une observation aussi importante comme fait pathologique, nous nous bornerons à dire que le traitement de Mme Ursule W... a duré cinq mois et dix jours ; que onze bouteilles de rob ont été employées ; qu'enfin on s'est même refusé à donner à la malade la valeur de deux autres bouteilles, malgré sa demande instante. Ce refus a été motivé sur une guérison parfaite, et si absolue aux yeux de tous.   Teste, D. M. P.,

Auteur d'une Monographie de la goutte, d'un Manuel
de magnétisme, etc., rue de Beaune, 31.

Vu par le maire du 10e arrondissement, pour légalisation de la signature ci-dessus.   Pour le Maire,

Thierriet, *adjoint.*

Je soussigné, docteur en médecine, directeur de la clinique des hôpitaux des enfants, médecin de l'Académie royale de la Jeunesse, membre de la Société Anatomique, etc.

Déclare, que dans plusieurs cas graves et rebelles de maladie syphilitique, j'ai employé en désespoir de cause, le *rob de Boyveau-Laffecteur,* et que j'ai plusieurs fois obtenu de ce médicament un plein succès. Je puis donc aujourd'hui confirmer, dans l'intérêt des malades, le témoignage que déjà de leur temps lui ont rendu publiquement les célèbres chirurgiens des hôpitaux Pelletan, Boyer, etc.

Ce remède mérite une complète réhabilitation, et je me félicite de contribuer à lui rendre, par une légitime publicité, la popularité qu'il n'aurait jamais du perdre.

Ce 26 décembre 1842.   Dr Vanier, du Hâvre,

Rédacteur en chef de la Clinique des hôpitaux
des Enfants, rue J.-J. Rousseau, 4.

Vu par le Maire du 3e arrondissement, pour légalisation de la signature ci-dessus.   Mignotte, |*adjoint.*

CAPSULES ANGLAISES

DU DR EDWARD HUMAN,

AU BAUME DE COPAHU,

TRANSPARENTES, SANS GOUT ET SANS ODEUR.

Ces nouvelles capsules balsamiques ont été soumises à l'Académie royale de médecine par le ministre du commerce sous le nom de M. Robin. Elles ont été le sujet d'un rapport favorable, après avoir été expérimentées par une commission nommée par l'Académie, et voici en substance l'opinion de M. Henry, rapporteur, formulée dans une lettre qu'il a écrite à ce sujet.

Monsieur,

« J'ai fait à l'Académie un rapport sur un nouveau procédé
« donné par M. Robin pour couvrir les bols de copahu. Ce mode
« mécanique est fort simple, facile à exécuter, et dans mon opi-
« nion bien préférable aux capsules gélatineuses, qui ont plu-
« sieurs inconvénients, dont un surtout est de traverser souvent
« tout le tube intestinal sans être en rien attaquées. Ce procédé
« appartient à M. Robin, et je n'ai pas le droit de le publier ;
« mais, je le répète, il me semble d'un usage commode, prompt,
« économique et d'une application médicale très convenable.

« O. HENRY.

« 5 janvier 1843. »

Il y a longtemps que les propriétés *anti-mucoïdes* du copahu sont reconnues par la thérapeutique. Ainsi tous les écoulements blancs à l'état chronique furent constamment traités avec un avantage marqué par l'emploi du copahu.

Or, malgré l'évidence des propriétés appartenant à ce médicament, il y avait de nombreux écueils à éviter pendant la durée de son administration.

Ce suc résineux, indépendamment de son odeur nauséabonde, renferme divers éléments chimiques de nature à vaincre souvent les forces gastriques les plus énergiques. Dans une foule de cas, le traitement se trouvait, ou entravé, ou complètement nul. Ce n'est pas tout, l'action véritablement toxique du copahu, à l'égard de certains individus, a développé parfois des affections graves, et l'innervation des voies digestives a offert alors à l'observation des *névroses* de toutes espèces.

Cependant le copahu possédant des propriétés si parfaitement spécifiques, tous les praticiens ont compris que ce serait une véritable conquête de l'art, si l'on pouvait le rendre complètement assimilable, sans altérer en rien ses vertus : de là tous les travaux auxquels se sont livrés dans ces derniers temps plusieurs savants recommandables.

Il ne nous appartient pas d'examiner ou de juger ici les divers essais qui ont été tentés ; mais comme ils approchent plus ou moins de la perfection voulue, sans l'avoir atteinte, nous croyons qu'il est permis à chacun de chercher la solution complète d'un problème thérapeutique du plus haut intérêt.

Nous offrons donc au public et à nos juges compétents de nouvelles capsules au baume de copahu. Elles ont sans doute la forme matérielle de celles qu'on connaît déjà ; nous ferons seulement cette remarque : que deux choses identiques quant à l'aspect, peuvent au fond différer essentiellement.

Voici en quoi les capsules de Human se recommandent à l'attention des médecins et des malades.

Elles n'ont aucune odeur et leur saveur ne serait appréciable que dans le cas où il y aurait mastication, ce qui est inadmissible.

Leur grosseur ne saurait dans aucun cas s'opposer au mouvement de déglutition et devenir la cause d'un accident grave.

Les capsules glissent en quelque sorte au travers de l'estomac, pour n'être vraiment à l'état de déliquescence que dans les secondes voies.

Tout le monde concevra que l'estomac n'ayant ici qu'un rôle intermédiaire à remplir, il ne peut absolument y avoir ni éructations, ou renvois, ni digestion laborieuse du médicament, ni enfin, atonie stomacale, résultat si fréquemment observé après l'emploi souvent très limité du copahu pris sous d'autres formes.

Nous ajouterons encore que les capsules Human sont inattaquables à l'air libre, et conservent toutes leurs propriétés de la manière la plus identique, indépendamment de l'ancienneté de leur préparation.

Avant d'indiquer le mode d'administration particulier aux capsules *Human*, il est indispensable de rappeler quelques notions sur les affections qui réclament leur emploi. Nous pensons que les propriétés d'un médicament demeurent de toute évidence, si on assiste en quelque sorte à leur action physiologique.

Comme il est important que l'on n'ait pas de fausses notions sur les écoulements, nous croyons devoir emprunter au *Traité des maladies syphilitiques* publié par le docteur Giraudeau de Saint-Gervais, les renseignements suivants sur la nature, les symptômes et le traitement de ces blennorrhagies.

De la Phlogose du Gland (balanite).

La phlogose du gland produit la maladie ordinairement accompagnée d'un écoulement qu'on appelle *fausse gonorrhée* ou *blennorrhagie; gonorrhée, chaudepisse* ou *blennorrhagie bâtarde;* on lui donne aujourd'hui le nom de *balanite* pour désigner l'irritation morbide ou la phlogose du gland. Cette maladie n'est pas toujours vénérienne, mais résulte souvent d'une disposition particulière du gland et du prépuce; elle peut être plus ou moins intense et plus ou moins difficile à guérir, selon les rapports qui existent entre le prépuce et le gland. Deux bouteilles de Rob de Boyveau et 1 ou 2 boîtes de capsules Human suffisent pour guérir cette légère maladie.

Dans la balanite où le gland est recouvert, il est utile d'introduire entre le prépuce et le gland de petits morceaux de linge enduits d'un corps gras tel que le cérat, l'axonge, l'huile rosat, afin d'empêcher le contact de ces parties, et pour entraîner l'humeur sébacée dont elles sont peut-être recouvertes.

De la Phlogose de l'Urèthre ou Blennorrhagie.

Cette espèce d'affection vénérienne est la plus ancienne et la première qui ait été observée; elle a été désignée sous le nom de gonorrhée, qui signifie écoulement de semence; sous ceux de *brûlure* et *chaudepisse*, à cause de la douleur brûlante qui accompagne l'éjection des urines; sous celui de blennorrhagie, qui veut dire écoulement de mucosité, et en dernier lieu, par le mot uréthrite, pour indiquer l'état inflammatoire du canal de l'urèthre.

Maintenant, si de la phlogose du gland, nous passons à celle du canal de l'urèthre, nous verrons que les écoulements primitifs de l'urèthre viennent généralement à la suite du coït et dépendent de plusieurs causes. On peut en être atteint sans que la femme avec laquelle on a eu des liaisons soit infectée. Les flueurs blanches, les approches de la menstruation ou de l'accouchement, les ulcères au col de l'utérus, peuvent produire des écoulements. Sont-ils de la même nature que ceux par infection vénérienne? Leur traitement doit-il être le même, et leurs conséquences ne sont-elles pas plus graves dans un cas que dans l'autre? Je ne cesserai de répéter que les remèdes locaux et généraux, délayants et antiphlogistiques, sont applicables dans tous les cas et peuvent dissiper l'inflammation et l'écoulement qui en résulte; mais que, lorsque la maladie a un caractère essentiellement vénérien, celui qui en a été atteint n'est point à l'abri des effets consécutifs de l'infection syphilitique, et que, dans ce cas, on peut et on doit, à l'aide d'une médication convenable, modifier l'organisme de manière à neutraliser l'influence ultérieure de cette affection. Pour être à l'abri de toute crainte, je conseille de prendre trois ou quatre bouteilles de rob antisyphilitique de Boyveau, et de terminer par deux ou trois boîtes de capsules balsamiques de Human.

Lorsque, dès son début, la gonorrhée se manifeste avec une grande intensité, que la douleur est vive au point d'occasionner la fièvre ou seulement des lassitudes, on fera usage des bains généraux ou locaux, des cataplasmes, des lotions et des injections de la même nature ; les boissons délayantes, mucilagineuses ou acidulées, la diète, le repos, contribueront efficacement à calmer les accidents inflammatoires. Dans l'état aigu de la gonorrhée, il est très utile et toujours prudent de porter un suspensoir ; car le poids des testicules et le tiraillement du cordon des vaisseaux spermatiques peuvent déterminer l'engorgement respectif de ces parties, ce qu'on évitera par ce moyen dans le plus grand nombre de cas.

De la Gonorrhée ancienne. (Uréthrite chronique.)

On donne le nom de gonorrhée ou d'uréthrite chronique aux écoulements dont la durée dépasse le terme ordinaire de la gonorrhée récente ou aiguë, qui est de deux mois au plus. Lorsque la maladie passe cette époque, on peut la regarder comme ayant une tendance à se prolonger sans qu'on puisse en limiter le terme. Abandonnée à elle-même, la gonorrhée peut subir cette transformation, et cela arrive principalement lorsque les malades souffrent peu et qu'ils négligent de se faire traiter, ou bien lorsqu'ils délaissent leur traitement après l'avoir commencé, ainsi que cela est fort ordinaire une fois que les douleurs ont cessé d'être vives. Les injections faites à contretemps, et surtout pendant qu'il existe encore de la douleur, peuvent non seulement prolonger indéfiniment la gonorrhée, mais encore donner lieu aux accidents consécutifs qui ne se seraient pas développés, si, par l'effet d'un traitement bien dirigé, la guérison avait été radicale. Pour arriver à une guérison certaine, nous conseillons l'emploi de 5 à 6 bouteilles de rob de Boyveau Laffecteur, et ensuite 3 ou 4 boites de capsules de Human suffiront pour guérir radicalement.

Suintement chronique. (Goutte militaire.)

Lorsque tous les symptômes de la blennorrhagie sont entièrement dissipés, l'écoulement diminue de jour en jour et disparaît enfin après un temps qu'il est impossible de fixer ; mais quelquefois il persiste et devient alors une blennorrhée que l'on désigne aussi sous le nom de *suintement habituel*. Les malades qui en sont affectés, présentent, surtout le matin avant d'avoir uriné, une gouttelette d'un liquide visqueux, assez transparent, quelquefois verdâtre, dans d'autres cas incolore et semblable au mucus des fosses nasales. Certains individus ont un écoulement blanchâtre qui laisse sur le linge une tache de même couleur, présentant au centre une matière blanche comme pulvérulente lorsqu'elle est desséchée. La plupart du temps le linge est empesé par le liquide, qui y fait une tache analogue à celle que détermine la liqueur spermatique; d'autres fois il est coloré et verdâtre comme durant le cours de la blennorrhagie. Le mucus qui sort par le canal de l'urèthre se montre aussi sous la forme de petits filets blancs; la couleur, la consistance et l'aspect de la matière blennorrhagique varient presqu'à l'infini. C'est pour la guérison de cet état indolent que sont prescrites avec le plus grand succès les capsules balsamiques de Human.

Flueurs blanches. — Leucorrhée.

Les parties sexuelles de la femme présentent une disposition anatomique qui donnent à leurs maladies un caractère particulier; aussi, diffèrent-elles, à beaucoup d'égards, de celles qui affectent les organes sexuels de l'homme. Elles sont en général moins douloureuses et leurs suites ne sont pas aussi redoutables. L'appareil génital de la femme est moins compliqué; le canal de l'urèthre est plus court, et la membrane muqueuse ayant une plus grande surface, la phlogose s'y développe avec d'autant moins d'intensité qu'elle peut s'étendre sur un plus grand espace ou se fixer sur des parties différentes.

Les causes des flueurs blanches sont si multipliées, et les effets qu'elles entraînent sont si variés et si remarquables, que l'étude de cette maladie mérite certainement beaucoup plus d'attention que ne semblent disposés à lui en accorder les médecins, qui prétendent ne voir dans cette affection qu'une irritation locale d'un caractère spécial, et dont le traitement n'exige, selon eux, que des remèdes locaux. Cette opinion d'ailleurs s'accorde fort peu avec celle qui reconnaît au système sexuel de la femme une influence sympathique qui réagit sur tous les organes et en modifie sans cesse l'existence.

De toutes les maladies dont les femmes peuvent être affectées, il n'en est pas de plus fréquentes que les écoulements auxquels elles sont sujettes, surtout dans les grandes villes. Les alternatives du chaud et du froid, la légèreté et la gêne des vêtements, l'abus des plaisirs, les affections tristes de l'ame, la maladie vénérienne dégénérée, les suites des couches laborieuses , la sécheresse habituelle de la peau, la disposition aux scrofules, les chaufferettes, etc., etc., sont les principales causes qui produisent les flueurs blanches. Lorsque cette affection est ancienne et que l'écoulement est abondant, elle donne lieu à des tiraillements de l'estomac, trouble les fonctions digestives et produit l'amaigrissement , la langueur et beaucoup d'autres maladies, *morbus aut morborum cohors*. Dès l'origine de la médecine, l'influence des fonctions utérines sur toute l'économie a été reconnue. On sait que Pythagore et Empédocle disaient que la matrice était un animal dans un autre animal, susceptible d'entrer en fureur et de causer des troubles dans toutes les fonctions.

Le traitement des flueurs blanches, je l'ai déjà dit, doit varier suivant leurs causes, leur nature et leur ancienneté. On doit éviter de les supprimer par des injections astringentes. Je, crois même qu'on ne doit jamais se borner à un traitement simplement local, quelque bien dirigé qu'il puisse être. La suppression intempestive de cet écoulement peut occasionner l'asthme, l'enrouement, le catarrhe pulmonaire, la phthisie, le cancer de la matrice, des maladies cutanées, etc.

Lorsqu'un écoulement se manifeste chez les femmes, et que des symptômes inflammatoires l'accompagnent, soit qu'il provienne de la contagion vénérienne ou de toute autre cause, il convient d'employer en premier lieu les antiphlogistiques, c'est à dire les bains, les injections mucilagineuses, la diète, le repos. Lorsque l'état chronique existe, la certitude d'une complication vénérienne impose quelques indications particulières. Le traitement que je dirige contre les flueurs idiopathiques et la gonorrhée chronique des femmes, est tout à fait le même. Quand la maladie a un caractère essentiellement chronique, on doit insister davantage sur les moyens révulsifs dirigés vers le tube digestif et principalement vers le système cutané. Deux bouteilles de rob de Boyveau suivies de une ou deux boites de capsules, suffisent ordinairement pour les flueurs blanches les plus rebelles.

Traitement des écoulements.

C'est ordinairement dans les premières vingt-quatre ou trente-six heures de l'invasion de l'écoulement, avant que l'inflammation de l'urèthre soit complètement développée, qu'on propose de faire usage des moyens propres à faire avorter cette affection ; dans ce but on fait avaler au malade quatre ou six capsules de Human, matin et soir, pendant sept ou huit jours.

Le traitement révulsif de la gonorrhée se distingue du traitement abortif par l'époque où il convient d'en faire usage ; ce dernier tend à déplacer l'irritation de la muqueuse génitale et à en obtenir la résolution par des moyens révulsifs dirigés sur le tube intestinal et administrés à toutes les époques de la maladie. On peut commencer les capsules de Human sans préparation et n'importe à quelle période des écoulements, on devra seulement en prendre plus ou moins selon la force du malade et augmenter de manière à être purgé. On doit boire peu, et si l'on soupçonne une infection vénérienne, on devra consulter le docteur Giraudeau de Saint-Gervais, ou tout autre médecin spécial, ou bien se mettre à l'usage du Rob de Boyveau qu'on peut prendre avant ou après l'emploi des capsules.

Si effectivement le copahu exerce une action spéciale sur le rectum, il doit mériter la préférence sur les autres purgatifs, comme moyen de révulsion dans la blennorrhagie, en raison du voisinage de cet intestin avec les organes génitaux.

On a proposé comme révulsifs, dans le traitement de la gonorrhée, beaucoup d'autres moyens, tels que le baume de tolu, les térébenthines, le cachou, la teinture d'iode, etc.; mais ils ont peu d'efficacité, ce qui doit en faire rejeter l'usage.

Tous les malades atteints de gonorrhée sont ordinairement très pressés pour que le médecin fasse cesser l'écoulement qui fait leur désespoir; ce désir est naturel, mais le médecin sage doit les avertir du danger qui existe à le supprimer brusquement, et les soumettre à un traitement dépuratif pour les préserver de tout accident consécutif.

En conséquence, nous conseillons au malade de prendre, soit avant, soit après les capsules de Human, quelques bouteilles de rob antisyphilitique de Boyveau, que l'on trouve chez Trablit, pharmacien, rue J.-J. Rousseau, n° 21, à Paris. Ce dépuratif sans mercure met à l'abri de toute crainte pour l'avenir.

Les capsules de Human sont sans odeur, ni saveur, et faciles à avaler.

Après leur ingestion, il n'y a ni *renvois* (éructations), ni arrière-goût, annonçant que l'estomac est en contact avec le copahu, et qu'il y a action réfractaire de la part de ce viscère.

D'après les expériences de physiologie comparée, faites sur l'homme et certains animaux très impressionnables, on est arrivé à connaître le degré de chaleur et de force tonique de l'estomac, mis en opposition avec les éléments de composition des capsules. Il résulte positivement de ces expériences, que les capsules ne subissent dans l'estomac que le genre d'altération nécessaire, pour qu'une véritable digestion s'accomplisse dans les gros intestins. On comprend dès lors comment les malades sont assurés de pouvoir faire usage de ces capsules, sans jamais craindre aucune des épreuves fâcheuses éprouvées par l'estomac, dans l'emploi du copahu.

Doses & Mode d'emploi.

Les capsules de Human se prennent ordinairement à la dose de dix à seize par jour; on commence par cinq le matin et cinq le soir avant de se coucher, et on augmente graduellement jusqu'à quinze et seize capsules en vingt-quatre heures. On peut les prendre en divisant les doses comme on le jugera convenable; si l'estomac et les intestins ne le supportaient pas bien, on diminuerait les doses; quand on est purgé, c'est un signe que les capsules agissent convenablement : il faut peu manger et peu boire pendant le traitement et ne pas prendre de bains.

On favorise le passage des capsules en prenant en même temps une cuillerée ou deux d'eau sucrée.

Dans certains cas, il y a une progression à établir pour l'administration des capsules. Des indications particulières exigent que les organes se mettent graduellement à l'unisson des effets inhérents au copahu. Cela reconnu, les capsules se prennent à la dose de trois ou quatre le premier jour. Ensuite la progression s'établit en augmentant chaque jour les doses d'une capsule matin et soir, jusqu'à ce qu'on ait atteint le chiffre de douze à quinze capsules.

C'est d'après cette méthode que le copahu resté presque sans effet, malgré des tentatives réitérées, a fini par triompher des écoulements les plus rebelles.

Des blennorrhagies atoniques, des flux leucorrhéiques, datant de 3, 4, 6 et 7 années, ont été traités pendant un mois à deux mois et demi, terme moyen, et guéries sans récidives.

Toutes les boîtes de capsules de Human sont recouvertes d'une étiquette imprimée en cinq couleurs.

PARIS. — IMPRIMERIE DE FÉLIX LOCQUIN,
Rue N.-D. des Victoires, 16, près de la Bourse.